JN024236

60歳を過ぎても

血管年齢30歳の名医が教える

「100年心臓」のつくり方

池谷敏郎
医師・医学博士

東洋経済新報社

はじめに

あなたは「心臓の健康」を考えたことがありますか？

――「血管の専門医」が教える「100年心臓」の手に入れ方

心臓は「正しく」取り扱えば、長持ちしてくれる

「人生100年時代」といわれます。

誰もがみんな長生きをする時代がやってきたのです。

「長生きをしたい」と願う人は多いと思うのですが、ただ長生きすればいいということではないと思うのです。

「元気で長生き」「健康で長生き」――多くの人の望むことではないでしょうか。「寝たきりでも長生きしたい」とか「長患いでボロボロになっても長生きしたい」という人はあまりいないでしょう。

では、どうしたら「健康で長生き」できるのでしょうか。

そのカギを握るものこそが「心臓の健康」です。

心臓病は、日本ではがんに次いで死因の第2位、アメリカでは第1位です。**世界的にも心臓病は死因のナンバー1**です。

寿命に関わるだけに心臓の不調は恐ろしいことですが、ありがたいことに私たちは**自分の力で心臓病を予防し、心臓を強くする**ことができます。それも**日常生活の範囲でできることばかり**です。

具体的にいえば、食事、運動、睡眠、そしてメンタル（ストレスの解消）です。

心臓は「正しく」取り扱えば、期待に応えて長持ちしてくれます。

ぜひ**「100年もつ心臓＝100年心臓」**を手に入れましょう。
それが本書で訴えたい最大のことです。

「血管のコンディション」が健康のカギを握る
――「心臓自体」も「血管の健康」が大きく関係する

私はメディアなどでは**「血管の専門医」**と紹介されることが多いのですが、そもそもは**循環器が専門**です。

循環器科というのは、主に「血管と心臓を診る科」であるわけです。

私は**「100歳まで元気に生きるコツ」として「血管をしなやかに開くこと（＝血管力の重要性）」**を訴えてきました。

全身の臓器は、血管によって酸素や栄養の供給を受けており、**「血管のコンディション」が私たちの健康のカギを握る**からです。

もちろん、**「心臓自体」も「血管の健康」が大きく関係**します。

心臓は、直結する大動脈へと血液を送り出し、その血液はさらに枝分かれしながら徐々に細くなる末梢の動脈へと流れていきます。

血管がしなやかに開くことは、血流の抵抗を減らし、**「ポンプ」として働く心臓の負荷を軽減**します。また心臓自体も、大動脈から分岐する冠動脈によって酸素を供給されているので、冠動脈がしなやかに開くことで正常に機能することができるわけです。

このような理由から、**心筋梗塞や狭心症、心不全といった「心臓のトラブル」を回避するためにも、「血管力のアップ」が重要**であることを唱えてきました。

私自身、**「血管力アップ」をめざして生活習慣を改善したところ、実年齢よりグングン若返り、60歳で30歳という「血管年齢」を達成**できました。日によって変動はあるものの、**おおむね30代前半をキープ**することができています。

「心臓の健康」がますます大事になってきた

しかしいま、**「いよいよ心臓そのものについて語るべきときが来た」**と思っています。

なぜなら**新型コロナウイルス感染症により、私たちを取り巻く環境や生活習慣、心理**

状態などが、これまでとは大きく変化したからです。

コロナにより拍車のかかった**「過食」**や**「運動不足」**などの悪しき生活習慣は、**「内臓脂肪の蓄積」**とともに、**「高血圧」**や**「糖尿病」「脂質異常症」**などの**「動脈硬化の危険因子の悪化」**につながります。

さらに、**一変した生活は「心の乱れ」を引き起こし、ストレスとなって自律神経に「よからぬ影響」をもたらします**。

これらは**「心臓の健康」にとって大きなマイナス**です。

このような「下地」があるところに、2023年に入り、コロナも収束の気配を見せてきました。

これまで在宅時間が長かった人も、外に出る機会が増えることでしょう。自粛していたスポーツ、山や海などへのレジャーを楽しむ人もいると思います。

もちろんそれはいいのですが、**心臓にとっては要注意**の側面があります。

というのも、上記のように「心臓の健康」が危うくなっている状況において、**急に運動をしたり、心拍数を上げるような行動をとってしまうのは心臓に大きな負担となって**

しまうからです。

いままで静かな生活をしていたのが急に活動的になることで、心臓が適応できず、**最悪は「心筋梗塞」などの血管事故を起こす**こともありえます。

アフターコロナの日本において、超高齢社会も相まって「心不全の発症率の増加」を危惧する声が高まっています。「心不全パンデミック」ともいわれる事態が起こってしまうかもしれないといわれています。

血管力を低下させ、心臓に負荷をかけるような悪しき生活習慣が、心不全のリスクを増大させ、その発症時期を早めることになるのです。

そんないまだからこそ**「『心臓の健康』を思いやり、生活習慣の改善を心がける」**ことがなによりも重要です。

それこそが**若々しく生きて「１００歳を達成する」ために不可欠な要素**だと思います。

「100年心臓」は決して夢ではない

本書では**「100年心臓」**を手に入れるために、**毎日の生活でできること、運動、睡眠、食事、メンタルの保ち方などを、あらゆる観点からアドバイス**します。

いままで「心臓病の本」はあっても、**「心臓の健康法」について、日常生活の過ごし方を具体的に詳しく述べた本はあまりなかった**のではないかと思います。

その意味で、画期的な1冊になったと思います。

本書はさしずめ**「100年心臓」のためのトリセツ（取扱説明書）**です。まさに**「一家に1冊置いてほしい」ほど重要な情報**が詰まっています。

心臓は、「正しく」取り扱えば「元気で長持ち」してくれます。

コンディションのいい心臓は、日々の若々しい生活をささえ、健康寿命を延ばすことに貢献してくれるのです。

「100年心臓」は決して夢ではありません。

景気後退とか、環境問題とかいろいろと解決すべき課題はありますが、やっぱり世の中は文化もテクノロジーも進化していて、10年後、20年後には、いまとは違った景色が見られるはずです。**長生きしただけの喜び**もあるはずです。

この本を手にとってくださったのをきっかけとして、**「100年心臓生活」**を始めてみませんか?

［目次］

60歳を過ぎても
血管年齢30歳の名医が教える
「100年心臓」のつくり方

第1章……

こんな生活が「心臓の寿命」を縮める！ 心臓に悪い「5大悪習慣」をまずは改めよう 039

第2章……

心臓ケアは「生活習慣の見直し」から！ 心臓にやさしい「朝・昼・夕・夜」の正しい過ごし方 〈OK行動・NG行動〉を知ろう！

第3章……じつはこんなに簡単！毎日ラクラク続けられる！ 池谷式「心臓の健康にいい最高の食べ方」5つのコツ 133

第5章……1日5分！ スキマ時間にできて効果絶大！ 正しい運動で「心臓の健康」を守る！ 池谷式「8つの〝脱力〟エクササイズ」（体操&呼吸法） 177

池谷式「〝脱力〟エクササイズ」

第6章……

「魔法の言葉」とちょっとした「発想の転換」で心臓の負担が激減！ 209

池谷式「ストレス」「怒り」をいっきに消す方法

池谷式スーパーフードで「心臓の健康」を守ろう 238

序章

「心臓にやさしい生活」3つのポイントとは?

あなたの心臓は大丈夫？「心臓によくない生活習慣」チェックリスト

みなさんは、「心臓の健康」について意識したことがありますか？

私が提唱する「心臓にやさしい生活」とはどんなものかについて解説していく前に、まずは次のリストで、**「どのくらい『心臓の健康』によい生活、よくない生活」を送っているか、日ごろの生活習慣をチェック**してみてください。心臓に負荷をかけている習慣や行動パターン、生活習慣病はどのくらいあるでしょうか？

- □塩分の強い食事を好む
- □肥満（BMI25以上）である
- □すぐにカッとなる
- □毎日強いストレスを抱えている
- □栄養が偏っていると思う
- □睡眠時間が短い、よく眠れない、すぐに起きられない
- □タバコを吸う

□お酒の量が多い
□生活が不規則
□じつをいうと、夫婦仲が悪い
□血圧が高い（高血圧）
□健診で脂質異常症を指摘された
□糖尿病にかかっている
□趣味がない
□運動不足だと思う

1つでも当てはまれば要注意です！
該当する項目が多いほど、「心臓によくない生活」を送っていることになります。

「心臓の健康」を考えるための「3つの大前提」は？

「心臓の健康」を考えるうえで、まず重要になる「3つの大前提」は次のとおりです。

❶「冠動脈」(心臓の血管)をしなやかに保つ
❷血圧・心拍数をムダに上げない工夫をする
❸心臓病を予防する

❶の**「冠動脈」とは心臓を取り巻く血管**のこと。

この冠動脈から心臓に栄養や酸素が供給されます。

冠動脈が「動脈硬化」を起こしてしまうと、心臓に十分な血液が流れず、最悪の場合は心筋梗塞などの怖い病気を引き起こしてしまいます。

ですから、**まずなんといっても「冠動脈が動脈硬化を起こさないこと」が「心臓の健康」にとっては重要**です。

❶を踏まえたうえで、❷❸を心がけた生活をすることが、大前提になります。

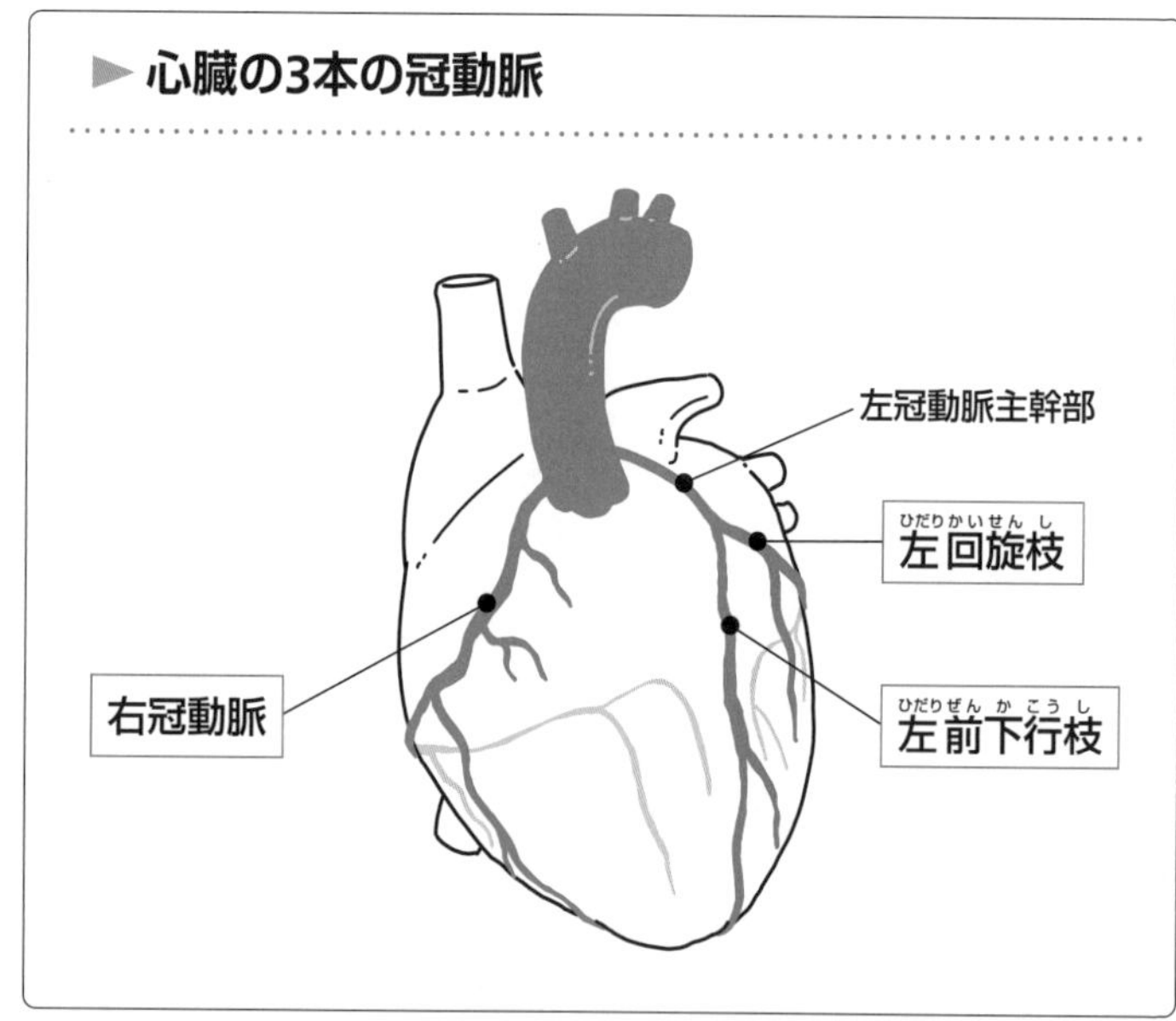

この3点について、もう少ししっかり説明しましょう。

「冠動脈」をしなやかに保つ

少し医学的な話になりますが、私たちは、**「ATP（アデノシン三リン酸）」という物質を分解することでつくり出されるエネルギーを利用して生命を維持**しています。

ATPは「筋肉（細胞）」でつくり出されますが、その方法は2通りあります。**「酸素を使う方法」（有酸素）**と**「酸素を使わない方法」（無酸素）**です。

「酸素を使わない方法」は、短時間でエネルギーをつくり出すことができますが、つくり出されるエネルギー量が少ないので、長時間の運動には不向きです。

これに対して、**「酸素を使う方法」**は瞬間的なエネルギー供給には不向きですが、大きなエネルギーをつくり出すことができるので、長時間の運動が可能です。

たとえば100メートル走のような短時間の運動であれば、酸素を使わない方法でも

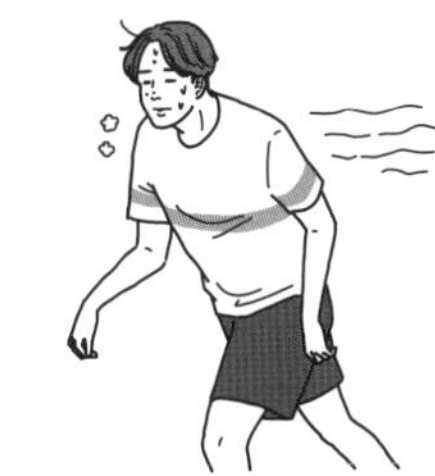

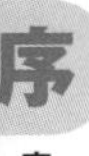

できますが、長時間走るような場合には、酸素を使ったエネルギー供給が必要です。

さらに長時間走るような場合には、**筋肉に酸素を供給しつづける必要がある**のです。

このとき**「心臓の筋肉」は、手足の筋肉と違う特徴**をもっています。

それは**主に「酸素を使う方法（有酸素）」でつくられたエネルギーで動いている**ことです。

リラックスした安静時には全身の筋肉への血流は少なくて済むので、**心臓はゆっくりと脈打ちながら収縮と拡張を繰り返しています**。

しかし、階段や坂道を上ったときなど、全身の筋肉で酸素がたくさん必要となると、心臓は十分な血液を全身に送り届けるために、速く強く、激しく動かなければなりません。

運動を続けると、心臓の拍動数が増えて、手足の筋肉に送り届けられる血液の量は**安静時の約20倍にまで増える**ことがわかっています。

つまり**心臓に対して、「酸素」をスムーズに運ぶためにも、冠動脈の血流が良好に保たれる必要がある**のです。

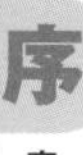

冠動脈に動脈硬化が起きてしまうと、血管は弾力性を失ったり、狭くなったりしてしまいます。その結果、血流が悪くなり、心臓に十分な血液を送り届けることができません。

心臓が正常に機能するためには、「冠動脈がしなやかで、その内腔がなめらかであること（＝動脈硬化が起きていない状態）」が大切なのです。

そして**動脈硬化は、なんといっても予防が肝心**です。

「冠動脈の動脈硬化を予防する」ということは、もちろん**全身の血管の動脈硬化を予防する**ことです。そのためには、「高血圧」「脂質異常症」「糖尿病」「メタボリックシンドローム」などの**「心臓によくない生活習慣病全般の予防」**をして、喫煙や運動、睡眠不足、**ストレスをためるような「悪しき生活習慣」を改める**ことも必要です。

まさに、それこそが「心臓を守る」ことになるわけです。

「動脈硬化の予防」というとなにやら難しそう……と思ってしまうかもしれませんが、じつは自分でできるのです。

「生活習慣を改善して、さまざまな生活習慣病を予防する」ことがとても重要なのです。

本書に書いてある**「心臓にやさしい生活習慣」を実行すれば、誰でも動脈硬化の進行を遅らせることが可能**なのです。

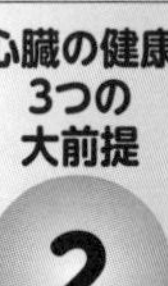

「心臓の健康」3つの大前提 2

血圧・心拍数を上げない工夫をする

心臓はリラックスした安静時に比べ、運動時に速く強く動きますが、それ以外にも**生活のさまざまなシーンでドキドキと速く打つ**ことがあります。

たとえば、**お酒を飲んだ場合**。

これは、アルコールの代謝を促すために、肝臓への血液の流れを増やす必要があるためと考えられています。

また、**興奮したり緊張したりした場合**、心臓はドキドキと激しく動き、心拍数が上がります。これは多くの人が経験していることでしょう。

さらに、**血圧・心拍数を上げる要素となるのがストレス**です。

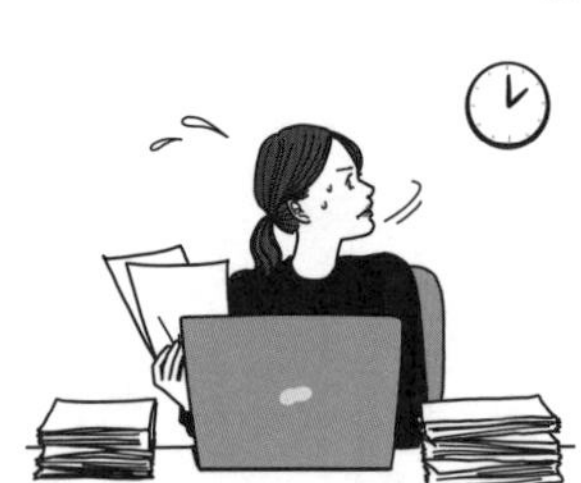

前項で心拍数が増えると心臓はより多くの酸素を必要とすると述べましたが、**心拍数が増え、さらに心臓につながる動脈が動脈硬化を起こして血管全体の抵抗が高まり血圧が上昇すれば、心臓は「高い負荷」に逆らって、強く収縮して血液を送り出さなければなりません。**

その結果として、さらに多くの酸素を必要とし、ますます負担が増大します。

「心臓の負担」を減らしてラクにしてあげるためには、**心拍数を抑えるとともに、血管をしなやかに開いて血圧を高くしないことが大切**なのです。

Dr.池谷の
ココが
ポイント!

1

**「心臓の健康」には「生活習慣の改善」が基本!
血圧・心拍数を上げないのが重要!
ストレスは心臓にもよくない!**

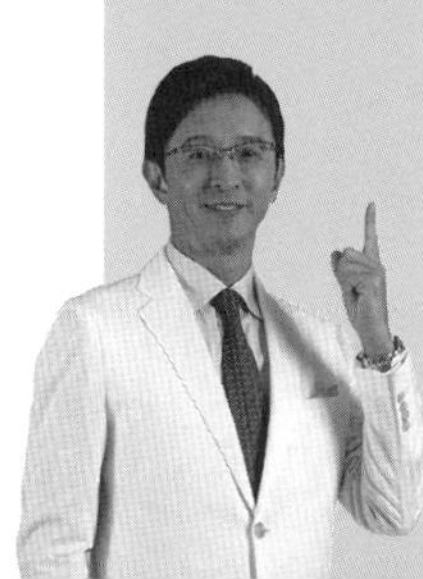

「心臓の健康」3つの大前提

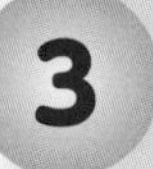

心臓病を予防する

また**「心臓の健康」を守る大前提として、「心臓病」（心不全）を予防することも、もちろん重要**です。

前述のとおり、「心不全」を含む心臓病による死亡率は増えつづけていて、**日本においてはがんに次いで死因の第2位**となっています。

心不全とは**心臓のポンプ機能が正常に働かなくなった状態**をいいますが、心不全になると、とくに高齢者の場合は入退院を繰り返したり、寝たきりになってしまう可能性があります。

さらに心不全を繰り返すことによって**「フレイル」や「サルコペニア」になってしまうリスク**もあります。

「フレイル」は**「虚弱」**という意味で、**筋力や活力が低下した状態**です。日常生活は制限され、**転倒やちょっとした病気で寝たきり**になってしまう恐れがあります。

一方、「サルコペニア」は**加齢などが原因で筋肉量が減少し、筋力や身体機能が低下**

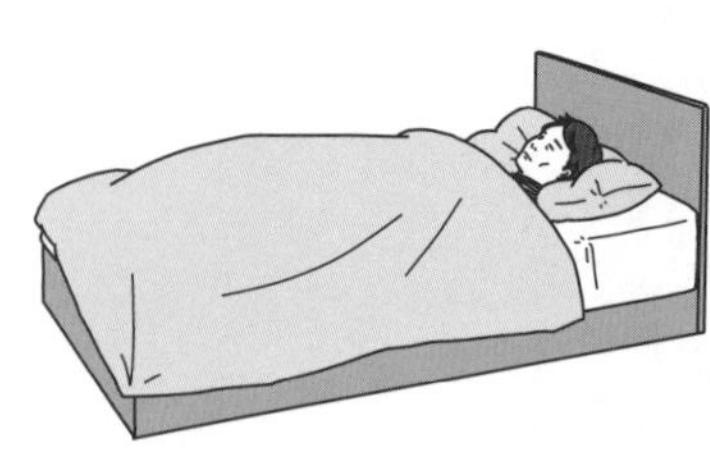

し、**日常生活に支障が生じている状態**です。

これから日本では、高齢者がますます増えていきます。

それにしたがって**「高齢心不全患者」が大幅に増える**ことが予想されています。

これは**「心不全パンデミック」**と呼ばれています。

「心不全パンデミック」が起こると、入院患者が激増して病床数が不足したり莫大な医療費がかかったりなど、**社会問題になる可能性がある**のです。

その一員にならないためにも、日ごろから心臓病を予防することが非常に重要です。

後天的な心臓病には動脈硬化を主な原因

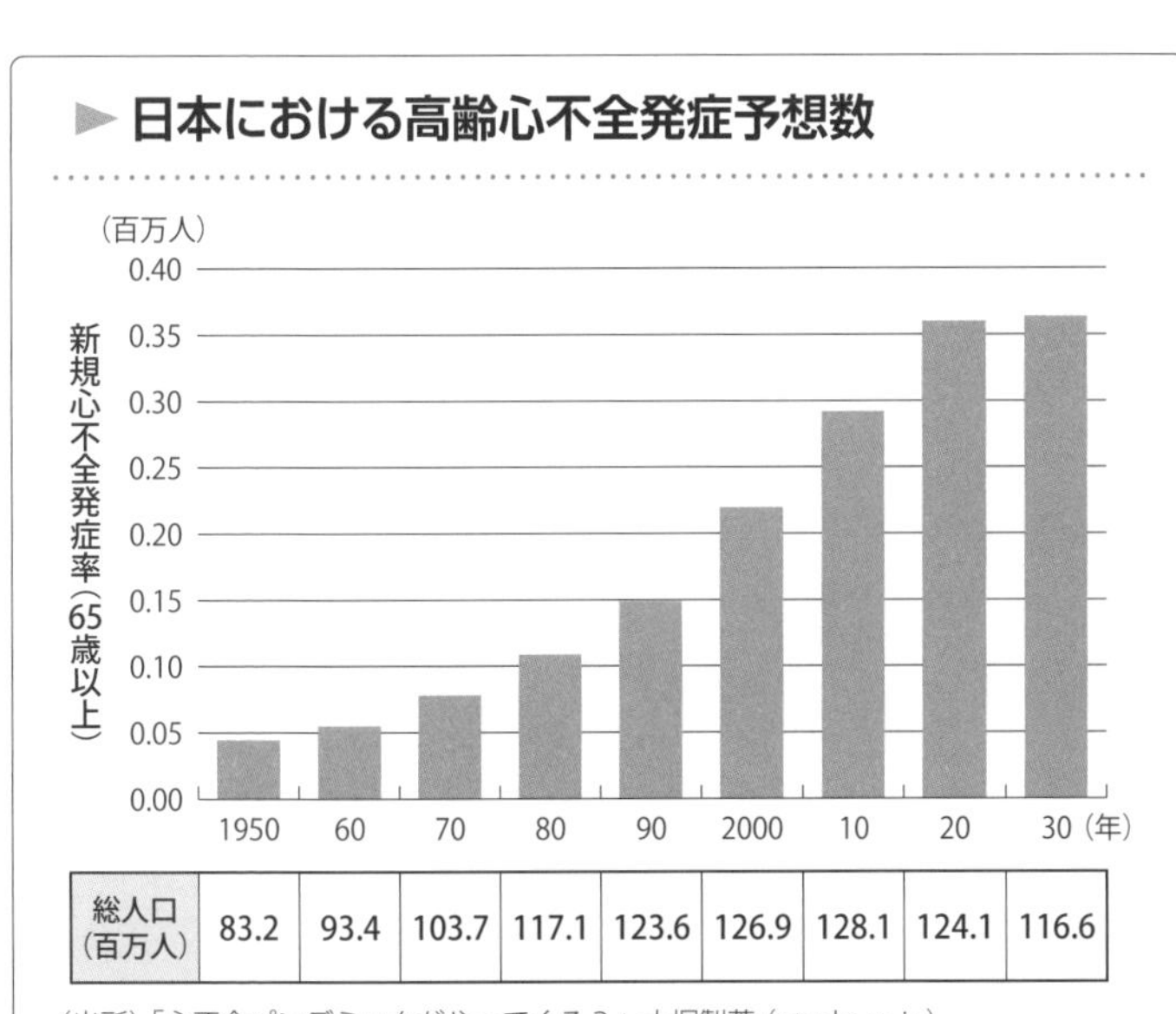

▶日本における高齢心不全発症予想数

総人口(百万人)	83.2	93.4	103.7	117.1	123.6	126.9	128.1	124.1	116.6

(出所)「心不全パンデミックがやってくる？」大塚製薬 (otsuka.co.jp)
(引用) Shimokawa H,et al.Eur J Heart Fail 2015;17:884-892.

とする心筋梗塞や狭心症などの虚血性心疾患のほか、心筋症や心臓弁膜症、そして不整脈などがあります。

なかでも本書で注意喚起したいのが、**ストレスと関係した心疾患**です。

ストレスは動脈硬化を進行させ、虚血性心疾患の一因になると考えられていますが、心臓の負荷を増すことから、あらゆる心臓病に悪影響を及ぼし、心不全のリスクを高めます。

「うつ病」と心不全が関係するとの研究結果もあり、心不全を予防するためには、メンタルを良好に保つことも大切なのです。これについても後ほど述べます。

すでに次のような症状がある人は心不全の可能性があり、要注意です。

- □**歩くスピードが遅くなった**
- □**坂道や階段を上がるとき、息切れや動悸を感じる**
- □**足や顔のむくみが強くなってきた**
- □**夜になると咳が出る**
- □**夜間の排尿が増えた**

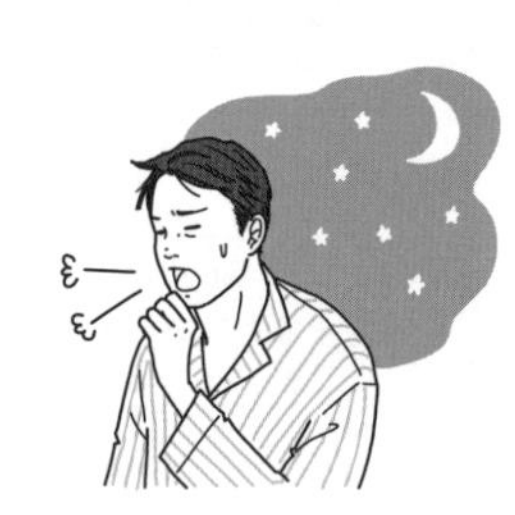

□横になると息苦しくて、上半身を起こすと少しラクになる
□だるさや疲れやすさがある

ひとつでも当てはまる人は、一度循環器科を受診して、心疾患の有無をチェックしてもらいましょう。

心臓をいたわるコツは「日常生活の送り方」にこそある

以上、「『心臓の健康』を守る3つの大前提」について述べてきました。

では、どうやってこの3つを実行していけばいいのでしょうか。

この**3つのポイントは、すべて「日常生活」のなかで実行できることばかり**です。

つまり、**心臓をいたわるコツは「日常生活の送り方」にこそある**のです。

本書では、まず**第1章で「心臓に悪い生活とは何か」**をチェックしていただいたうえ

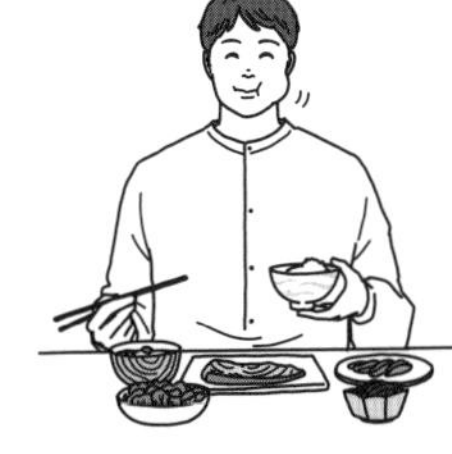

で、**第2章で「日常生活のコツ」**、**第3～4章で「食事法」**、**第5章で「運動」**、**第6章で「ストレス・マネジメント」**について述べていきます。

ここに紹介する方法はすべて、私自身が実践していることでもあり、**毎日の生活の中で無理なく、楽しく、続けられるものばかり**です。

どうぞみなさんも気軽に、楽しく、取り組んでみてください。

Dr.池谷の
ココが
ポイント!

2

がんに次いで、日本人の死因第2位は「心臓病」。「3つの点」を見直せば、「人生100年時代」を楽しめる!

第1章

こんな生活が「心臓の寿命」を縮める！
心臓に悪い「5大悪習慣」をまずは改めよう

「心臓に悪い生活習慣」ワースト5とは?

心臓をいたわるコツは何よりも「日常生活」にあると述べました。

ところが私たちは**知らず知らずのうちに「心臓によくない生活習慣」になってしまっている**場合があります。

まずはどんな生活習慣が「心臓の健康」に悪いのか、それを知ることが大事です。

早速、あなたの毎日が**「心臓によくない生活」**になっていないかチェックしてみましょう。

「こんな生活習慣」が心臓に負担をかける!

5大悪習慣 1 「強いストレス」が継続的にある

「心臓の健康」に非常に悪影響を及ぼしてしまうのが**「ストレス」**です。

ストレスを感じると、**「ノルアドレナリン」**というホルモンが放出されます。このホルモンの作用で、血圧が上昇したり、心拍数が増えたりします。

これは、ストレスに対抗して活動に適した状態になるという、体の自然な反応でもあるわけですが、**血圧・心拍数が上昇すれば当然、「心臓への負荷」は増大**します。

つまり、**「ストレスは『心臓の健康』と直結している」**のです。

下の図をご覧ください。

ストレスがかかったときに、どんな症状が出るのかをイラストにしたものです。

ストレスで自律神経が乱れることにより、これほどまでに全身に影響が出てしまうのです。

また、**ストレスによって心臓の筋肉を流れる血**

►「自律神経の乱れ」による主な症状

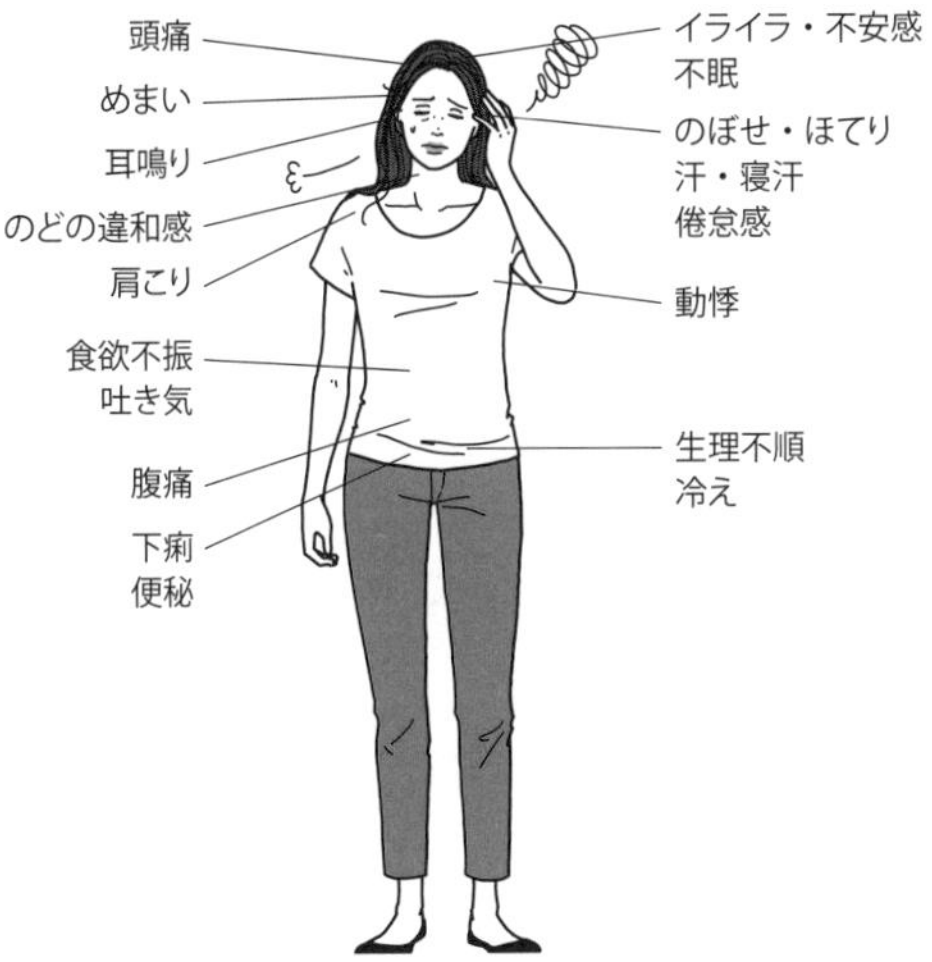

液が減少して、これが心不全を引き起こすことも最近の研究でわかってきています。**ストレスは本当に怖い**のです。

自分では「このぐらいはたいしたことないだろう」と思っていても、心臓は悲鳴を上げているかもしれません。

本当に怖い！ストレスが誘発する「心臓の病気」

ストレスが心臓病を誘発することもあります。

代表的なものが、**「心房細動」**と**「たこつぼ心筋症」**です。

「心房細動」とは**不整脈のひとつ**で、心房がけいれんしたように細かく不規則に動く状態です。

すると、血液をスムーズに全身に送り出すことができず、心臓に負担をかけます。

また、心臓の左上部にある左心房内に血栓（けっせん）（血のかたまり）ができやすく、それが全身に運ばれてどこかで詰まってしまう恐れがあります。**脳で詰まると脳梗塞**を引き起こしてしまいます。

「心房細動」は加齢が大きな原因ですが、**「高血圧」「糖尿病」「甲状腺機能亢進症」などの病気がある場合は起こりやすく**なります。一方、若い人の心房細動には、ストレスが深く関わっていると考えられています。

「たこつぼ心筋症」とは**突然、胸痛や息切れなどの症状が起こる心臓の病気**で、**高齢の女性に多いのが特徴**です。

心臓は収縮と拡張を繰り返すことで、全身に血液を送り出しますが、この「収縮期」の心臓の働きが悪くなり、その形状が「たこつぼ」に似ていることから、「たこつぼ心筋症」の名前がつけられました。

「たこつぼ心筋症」になると、**心不全や脳梗塞の引き金になるリスク**もあります。

「たこつぼ心筋症」の原因ははっきりとはわかっていませんが、**ストレスや自律神経の乱れと関係している**ことが指摘されています。

治療法としては、「心房細動」の場合は投薬による心拍数コントロールやカテーテルアブレーション治療による根治療法（心不全改善）があります。

「たこつぼ心筋症」には特定の治療法はありませんが、自然に回復することもあります。ただ、これまで予後は良好と考えられていましたが、近年、**入院中での死亡率が約**

5〜6%と報告され、決して良好でないことがわかっています。

再発を避けるためには、**強いストレス、不安に陥ることを避けることが大事**になります。

ストレスを「見える化」する！「安静時心拍数」とは？

「ストレスが心臓に悪い」といっても、目に見えるものではないだけに、**どのぐらいストレスがかかっているか、自分ではわかりづらい**ものです。

そこで注目してほしいのが**「安静時心拍数」**です。

心拍数は、自律神経に支配されています。

心拍数は日常の中で増えたり減ったりしますが、普通は心拍数が一時的に増えても、副交感神経が働いて心拍数をもとに戻そうとします。

しかし、常時ストレスがかかっていて、頻繁に心拍数が増える現象が起こると、自律神経のバランスが乱れてしまい、結果的に「安静時心拍数」もだんだん増えていく傾向にあります。

よって、**「安静時心拍数」が多いということは、心臓にストレスがかかっている可能性が高い**といえるわけです。

「安静時心拍数」は、成人で1分間に約60〜70回です。

心拍数は一般的に若い人は多く、高齢になるにしたがって少なくなる傾向があります。

また、女性のほうが男性よりやや速めです。

ボーダーラインは「70」です。

もちろん個人差があるので一概にはいえないのですが、**「安静時心拍数」が70を超えている人は、心臓に負担がかかっている**、または**心臓にストレスがかかっている可能性がある**と考えてください。

「安静時心拍数」の測り方は67ページを参照してください。

Dr.池谷のココがポイント！

3

ストレスは「心臓の健康」に直結！「安静時心拍数」を目安に、自分のストレス度をチェックしよう！

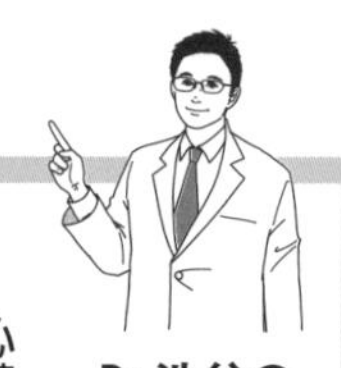

Dr.池谷のワンポイントアドバイス

心拍数って何？　脈拍とは違うの？

心臓は収縮と拡張を繰り返しています。これを**「拍動」**といいます。

このとき、**「1分間に何回、拍動したか（拡張・収縮が繰り返されたか）」**を数えたものが**「心拍数」**です。**「心拍数」は1分間に60〜70回、「拍動」の回数は1日約10万回、一生の間には40億回以上も打ちつづける**といわれます。

ちなみに「心拍数」は心臓が拍動する回数ですが、**「脈拍数」とは心臓から血液が送り出されることで動脈に生じる「拍動数」のこと**です。

心臓が1回収縮するたびに、全身の血管へと血液が流れます。

このとき「ドッキン」と動く血管の拍動を、手首などで触れることができます。これが**「脈拍」**です。

特別な不整脈の状態を除けば、**通常、脈拍は心拍数と一致します。**

本書においては、**「心拍数と脈拍はほぼ同じ」**と考えていただいて結構です。

5大悪習慣 2

脂っこいものやご飯やパン、甘いものが大好き。メタボと診断されたことがある

「肥満が心臓に大きな負担をかける」というのは、みなさんご存じだと思います。

肥満の人は太っている分、広く体の隅々にまで多くの栄養や酸素を届けなければならないので、心臓は必死で血液を押し出さなければならず、それだけ負担が大きくなります。

心臓病は、アメリカでは死因の第1位です。これはアメリカが**「世界一の肥満大国」**であることに大いに関係していそうです。

肥満の中でも、**とくに内臓脂肪の多い「メタボ」（メタボリックシンドローム）が問題**です。

メタボとは、**内臓脂肪の蓄積に加え、「脂質」「血圧」「血糖」のうち2つ以上の項目が基準を超えている状態**です。

メタボになると、内臓脂肪からさまざまな生理活性物質が分泌され、それにより、血糖や血中脂質の異常、高血圧などが引き起こされ、**動脈硬化が進んで心臓にも負担をか**

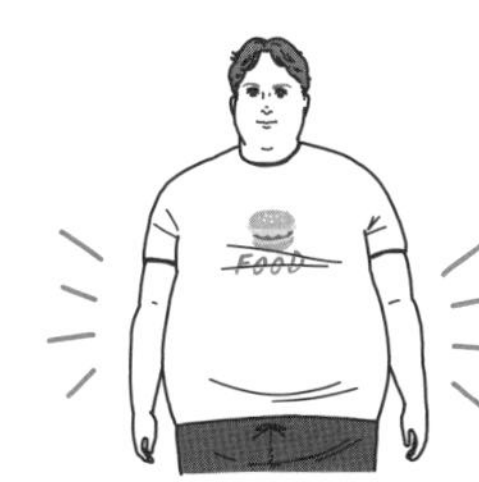

けます。肥満やメタボを解消することは、心臓をラクにしてあげるために欠かせないポイントなのです。

「内臓脂肪を簡単に落とす方法」は、ベストセラーになった拙著『**50歳を過ぎても体脂肪率10%の名医が教える 内臓脂肪を落とす最強メソッド**』（東洋経済新報社）に詳しく書きましたので、ぜひ参考に「脱・メタボ」に取り組んでください。

Dr.池谷のワンポイントアドバイス

生活習慣病の元凶！「動脈硬化」について正しく知っておこう！

先にも述べましたが、心臓を守るためには、なんといっても**冠動脈が「動脈硬化」を起こさないことが大事**です。

「動脈硬化」はよく聞く言葉だと思いますが、ここで改めて説明しておきましょう。

「動脈硬化」とは、まさに文字どおり、**血管の内側にコレステロールなどが**

付着してコブ状のプラーク（かたまり）**が生じ、血管が狭く、硬くなった状態**です。

この状態になると、次の図のように血液の流れが悪くなるだけでなく、傷つきやすいプラーク（かたまり）が破裂すると、そこに血栓が生じて血管が詰まってしまうリスクが高まります。

「動脈硬化」自体は症状がなく、静かに進行します。そして、ある日突然、

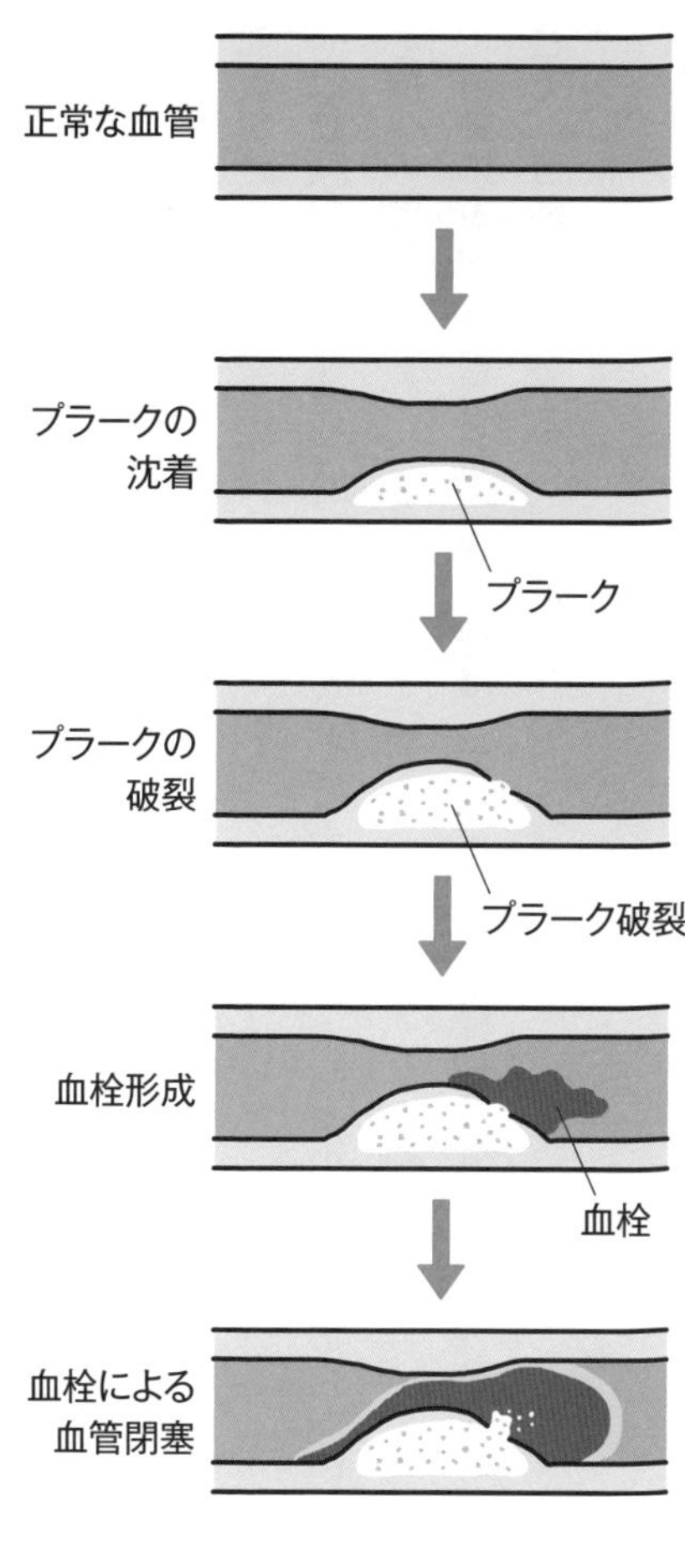

プラークに生じた傷がきっかけとなって血栓ができて血流が障害されると、胸痛や息苦しさなどを症状とする**「急性心筋梗塞」**を発症するのです。

心臓の場合、冠動脈に生じたプラークが大きくなると、血管の内腔が狭まり、血流が悪くなります。

冠動脈の血流の障害は、階段や坂道を上る際などに酸素の需要が増した際、心臓への酸素の供給不足を招くことになります。これが**「狭心症」**です。

運動によって誘発される狭心症は、安静により心臓の酸素の需要を減らすことで、自然に軽快するという特徴があります。

また、頸動脈から脳動脈にかけての「動脈硬化」は、血栓による閉塞により**「脳梗塞」**を引き起こします。さらに、**とくに高血圧を伴う「動脈硬化」は、血管壁を脆くして脳出血のリスクを高めます**。

私たちは**生まれたときは、誰もが血管は「しなやか」で弾力に富んでいます**。

ところが、**年齢とともに動脈の血管壁は次第に硬く、厚く、そして「しなやかさ」を失って脆く**なっていってしまうのです。**「人は血管とともに老いる」**の言葉どおり、**「動脈硬化」は老化現象のひとつ**なのです。

しかし、**「動脈硬化」には生活習慣が大きく関係するため、個人差が非常に大きい**のです。40代でもかなり進行してしまっている場合もあるし、60代、70代でも、生理的な動脈硬化の範囲にとどまり、血管事故を起こすことなく若々しく健康な生活を送りつづけることのできる人もいます。

つまり、**「動脈硬化」の進行のカギを握るのは、日々の生活習慣**なのです。

✔「コロナ太り」も心臓に悪い！「メタボ」と「ストレス」の深い関係

メタボは「自律神経」とも深く関わっています。

自律神経には緊張しているときに優位になる**「交感神経」**と、リラックスしているときに優位になる**「副交感神経」**があります。

ストレスを感じて「交感神経」が過度に緊張すると、「ノルアドレナリン」（41ページ参照）が分泌されて、これが血圧を上げたり、血糖値を下げるインスリンの働きを邪魔したりするなどして、**メタボのリスクを増やしてしまう**のです。また、それが**「心臓の**

病気のリスク」も増やしてしまいます。

実際に、メタボの人は交感神経がより活性化していることがわかっています。

つまり、**メタボというだけで、「動脈硬化」が進むだけではなく、交感神経の緊張によって、「ストレスをため込んだ状況」**になってしまっているのです。

ですから、**メタボそのものの解消がまず大事**であるのと同時に、**メタボの人こそ「交感神経の緊張をさせない＝ストレスをためない生活習慣」を心がけることが大切**なのです。

じつはコロナ禍で、**リモートワークが増えたことで、メタボになってしまう人が増えています**。実際に私の医院でも、メタボの患者さんは増えました。

メタボは男女共に年齢を重ねるごとに自然

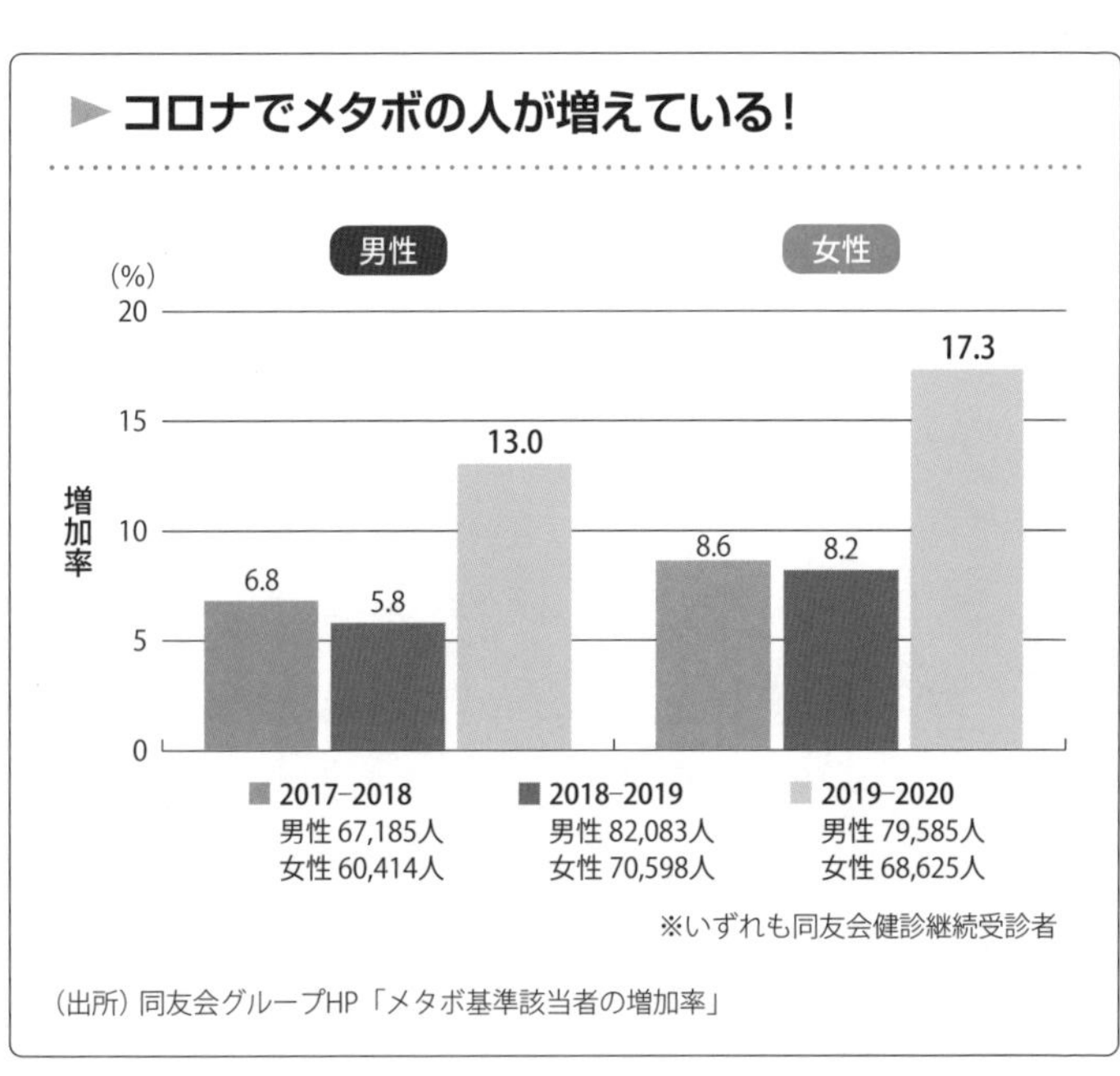

（出所）同友会グループHP「メタボ基準該当者の増加率」

に増加し、年率約6〜8%前後増加するのが一般的といわれています。

しかし前ページの図のように、**2019年度から2020年度にかけては約13〜17%増と、例年の2倍程度の増加率**であることがわかります。

「コロナで家にいる時間が増えたから仕方がない」という人もいるのですが、**メタボについてもっと危機意識をもってほしい**と思います。

私自身、36歳のころはメタボでした。しかし、医者である自分が生活習慣病ではいけないと生活習慣改善に取り組み、克服した経験があるのです（詳しくは『50歳を過ぎても体脂肪率10%の名医が教える 内臓脂肪を落とす最強メソッド』に書いています）。

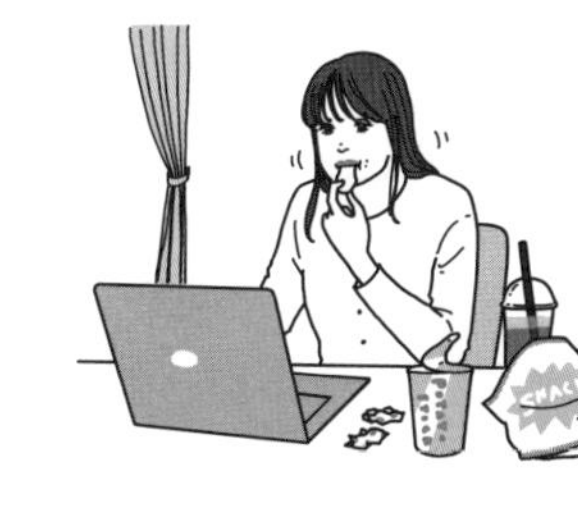

Dr.池谷のココがポイント！

4

メタボは「心臓への負担」も大！ あらゆる病気の引き金に。メタボ解消は「100年心臓」を目指すカギとなる！

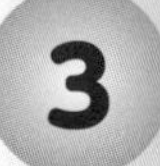

「高血圧」「脂質異常症」「糖尿病」などの生活習慣病がある

「高血圧」「脂質異常症」「糖尿病」は、年齢とともに非常に多くの人がかかるようになる生活習慣病です。

そして、**この3つは「心臓の健康」にとっても非常に好ましくない「3大要因」**。これを**「悪玉トリオ」**と私は呼んでいます。

なぜこの「悪玉トリオ」が心臓によくないかというと、前述した**心臓の冠動脈の動脈硬化を進めてしまう**からです。それぞれ詳しく見ていきましょう。

★高血圧

まず**高血圧**。高血圧の人は、**全国で約4300万人**と推定されています（2017年時点）。

常に高い圧力がかかった状態が続くことで、血管に負担がかかります。すると**血管は**

徐々に傷んで、動脈硬化を起こしてしまいます。

★脂質異常症

次に**脂質異常症**。**「高コレステロール血症」**ともいい、**血中の「悪玉」と呼ばれる「LDLコレステロール」や「中性脂肪」が多すぎる**、あるいは**「善玉」と呼ばれる「HDLコレステロール」が少なすぎる状態**をいいます。

血中の「LDLコレステロール」が多すぎると、先ほど述べたように血管に付着してコブ状のプラーク（かたまり）となり、血液の通り道を狭く、また血栓で血管を詰まりやすくしてしまいます。

余分なコレステロールを回収するのは「HDLコレステロール」の仕事ですが、この「HDLコレステロール」が少ないと、余分なコレステロールがしっかり回収されず、血中に増えすぎてしまいます。

また、過剰な中性脂肪は、「LDLコレステロール」のサイズを小型化します。「小型LDLコレステロール」は酸化を受けて異物化しやすく、血管壁にも取り込まれやすいことから動脈硬化の強力な危険因子と考えられています。

さらに、**過剰な中性脂肪は「HDLコレステロール」を減らすことで、動脈硬化の進行を早めてしまう**のです。

★糖尿病

最後は**糖尿病**です。

糖尿病は、**血中のブドウ糖＝血糖値が高い病気**です。

血糖値が高い状態が続くのは血管にとって困りもの。過剰な血糖は血管壁のたんぱく質と結びついて「終末糖化産物」（AGEs）となります。

「終末糖化産物」は、血管壁の内側にある血管内皮細胞を傷つけるとともに「LDLコレステロール」を酸化させ、血管壁のプラーク形成を進めます。

つまり、**糖尿病があると、コレステロール値はそれほど高くなくても動脈硬化が起こりやすくなり、冠動脈の狭窄（きょうさく）や閉塞のリスクが高まる**のです。

また、**血糖値が高いこと自体も心筋組織の線維化など、障害の原因となって、心不全のリスクを高める**ことがわかっています。**糖尿病患者では、冠動脈に有意な病変がないにもかかわらず心不全となる**ケースがあり、これを**「糖尿病性心筋症」**と呼びます。

悪玉トリオは「自覚症状がない」ことが多い

このようにとても怖い「悪玉トリオ」ですが、**自覚症状がないことが多い**ため、治療を行わずにスルーしてしまう人も少なくありません。健康診断などで、血圧や血糖値、脂質データの異常を指摘されても、放っておく人が非常に多いのです。

ある日突然、脳卒中や心筋梗塞などの**「血管事故」**を起こしてしまい、後悔しても、もう遅いのです。

「心臓の健康」のためにも、「物言わぬ悪玉トリオ」の「高血圧」「脂質異常症」「糖尿病」に留意し、しっかり管理して動脈硬化を予防しましょう。

そのためには、**生活習慣の改善が不可欠**です。

この本を参考に、ぜひできることから、すぐに始めてください。

Dr.池谷の
ココがポイント!

5

「高血圧」「脂質異常症」「糖尿病」は自覚症状がない「悪玉トリオ」。しっかり管理し、「血管事故」を防ごう!

「こんな生活習慣」が心臓に負担をかける!

5大悪習慣 4

よく眠れない、寝る時間が不規則

睡眠も「心臓の健康」には大いに関係があります。

まず**睡眠の時間と質**です。

睡眠時間が短かったり、睡眠の質が悪かったりすると、心拍数も血圧も上がる傾向があります。

睡眠中には「副交感神経」が優位になり、血圧・心拍数は下がります。ところが**睡眠**

不足が続くと、「交感神経」が優位な状態になってしまうのです。

すると、**「アドレナリン」**や**「ノルアドレナリン」**などのホルモンが分泌されます。**これらのホルモンは心臓を収縮させて、血圧や心拍数を上昇させる**働きをもちます。

自律神経の乱れは、夜間のみならず、早朝から日中の高血圧や頻脈の原因となり、常に心臓に負担をかけつづけてしまうのです。

不規則な生活も体内時計の乱れによる「睡眠の質の低下」を招き、心臓に負担をかけます。逆に、**日中活動して夜しっかり休み、そして定刻に起床することで、体内時計が整い、自律神経のバランスがよくなります**。

睡眠不足を解消し、朝からの生活のリズムを整えることは、「心臓の健康」のためにも非常に重要なのです。

本人は気づかないことも……睡眠の質の低下や過食も招く「睡眠時無呼吸症候群」

また**「睡眠時無呼吸症候群」も睡眠の質の低下を招き、「心臓の健康」にとってマイ**

ナス要素となります。

「睡眠時無呼吸症候群」とは、**寝ている間に、いびきとともに無呼吸や低呼吸が生じる病気**です。主に**睡眠中に空気の通り道である「上気道」が狭くなる**ことによって起こります。

「睡眠時無呼吸症候群」の**主な原因は「肥満」**といわれますが、肥満と関係なく生じるケースもあり、**成人男性の3~7%、成人女性の2~5%程度**に見られるなど、決して珍しい病気ではありません。

「睡眠時無呼吸症候群」になると、血中の酸素量が低下し、交感神経が刺激されて血圧・心拍数が高くなります。

就寝中に、血圧の上昇や心拍数の増加が激しく繰り返されるだけでなく、日中の血圧までも高くなります。

また、**睡眠の質の低下は食欲に影響し、過食を招きます**。

さらに「睡眠時無呼吸症候群」は、日中の眠気も起こさせます。日中の眠気は、運動のモチベーションを下げ、内臓脂肪の蓄積によるメタボの原因にもなります。

このように**「睡眠時無呼吸症候群」は、血圧上昇や心拍数の増加とともに、メタボによる動脈硬化のリスクとなり、心臓に悪影響を及ぼす**のです。

家族やパートナーにいびきや無呼吸を指摘されても、そのままにしている人も少なくないのですが、**「心臓の健康」を守るためにも、放っておかずに受診し、適切な診断と治療を受けることが大事**です。

「こんな生活習慣」が心臓に負担をかける!

5大悪習慣 5

常にイライラ、せかせかしている

「ストレスやメタボが血圧・心拍数を上げて『心臓の負担』を増大している」と述べましたが、それ以外にも、日常生活の中で心拍数が上がってしまうことがあります。たとえば次のようなことは、**簡単に血圧・心拍数を上げてしまうNG行為**です。

- **×ちょっとしたことでもイライラする**
- **×腹を立てて人を怒鳴り立てる**
- **×大音量の目覚まし時計で飛び起きる**

- ×トイレを我慢する、トイレでいきむ
- ×寒い脱衣所から、急に熱いお風呂に飛び込む
- ×熱いサウナから冷たい水風呂へいっきに入る
- ×物事を完璧にこなそうとする

もちろん、毎日の生活の中で、ある程度、血圧・心拍数が上昇するのは仕方がないことですし、バランスよくリラックスできる時間を過ごすことができれば、心臓の過剰な負担にはなりません。

重要なことはメリハリのある生活をし、「ムダに」血圧・心拍数を上げつづけないように心がけることです。

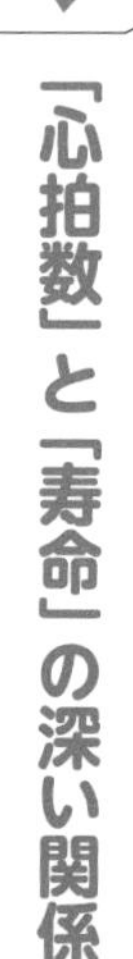

「心拍数」と「寿命」の深い関係

じつは**「心拍数が死亡率と関係している」**という研究結果が出ています。

桐生大学副学長／東京医科大学名誉教授の山科章先生の論文によれば、40歳から64歳

までの男性573名を18年間にわたって追跡調査した結果、**心拍数が高いほど死亡率が高いことがわかった**というのです（福岡県田主丸町の研究）。

また循環器疾患調査（NIPPON DATA80）において男女8800名を16年半にわたって追跡調査した結果においても、**心拍数の高い人のほうが総死亡率、心血管死亡率が高い**ことがわかったといいます。

山科教授は、心拍数が高い人は「血圧」「BMI」「血糖値」「LDLコレステロール」「中性脂肪」、その他の数値も高い傾向にあるとしたうえで、**「一心拍ごとに心血管の老化や血管障害が進み、寿命を迎えるともいえる」**と述べています。

さらにこの論文では、**心拍数（脈拍）と寿**

►心拍数と死亡率は関係している

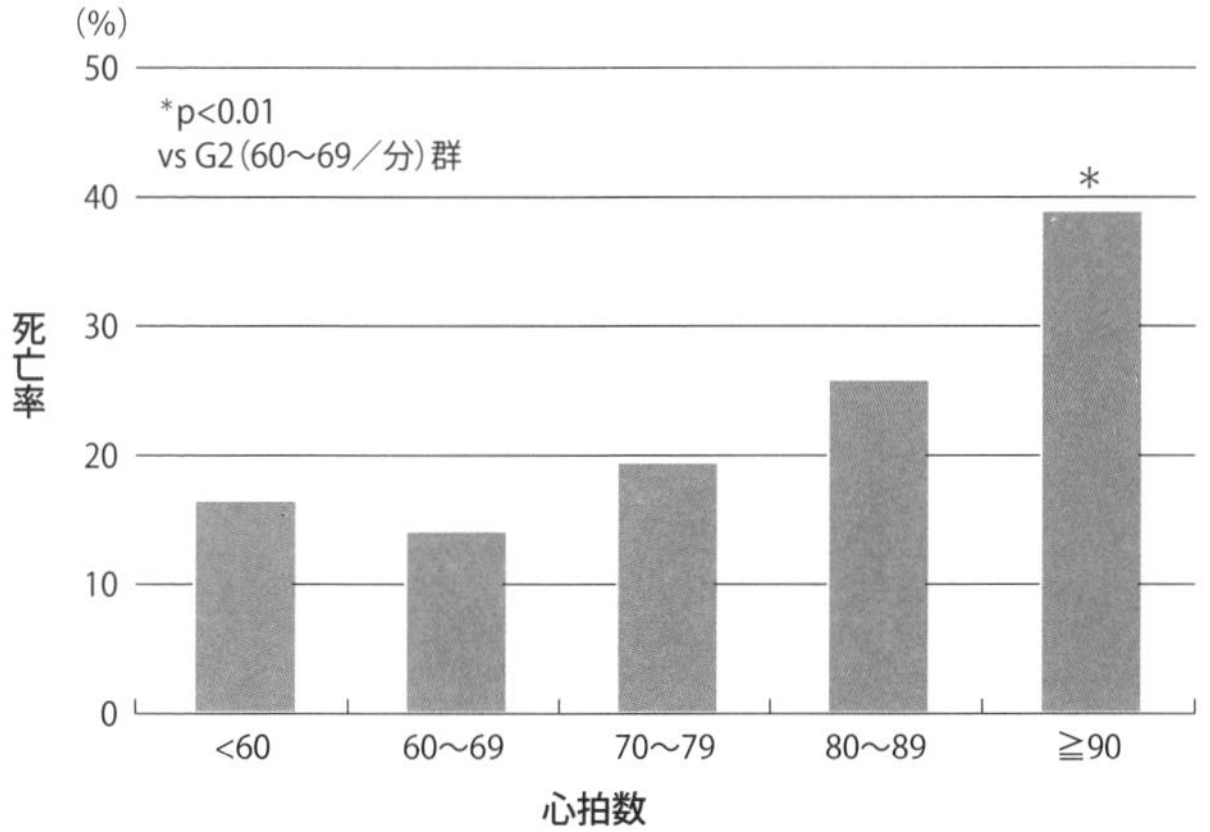
(%)
50
40
30
20
10
0
*p<0.01
vs G2(60〜69／分)群
*
死亡率
<60
60〜69
70〜79
80〜89
≧90
心拍数

※1977年に健康診断を受診した40〜64歳、男性。追跡期間18年
（出所）『疫学に学ぶ：心拍数と心血管疾患』東京医科大学 山科章
福岡県田主丸町における心拍数からみた死亡率

命の関係に「血圧」を加味した調査結果も紹介されています。

岩手県花巻市で行われた**「大迫研究」という有名な研究**なのですが、収縮期血圧135mmHg以上、135mmHg未満、心拍数が70／分以上、70／分未満の4つのグループに分けて追跡しています。

その結果が下のグラフです。

心拍数が70／分以上の場合は、血圧に関係なく、70／分未満に比べて死亡リスクが高く、収縮期血圧135mmHg未満のグループでは、**心拍数が70／分以上ある場合は死亡リスクが2・16倍**、135mmHg以上のグループで**心拍数が70／分以上の場合は死亡リスクが約1・9倍**（1・65倍に対して3・16倍なので約1・9倍）となっています。

▶大迫研究」からわかる「心拍数」「血圧」と寿命との関係

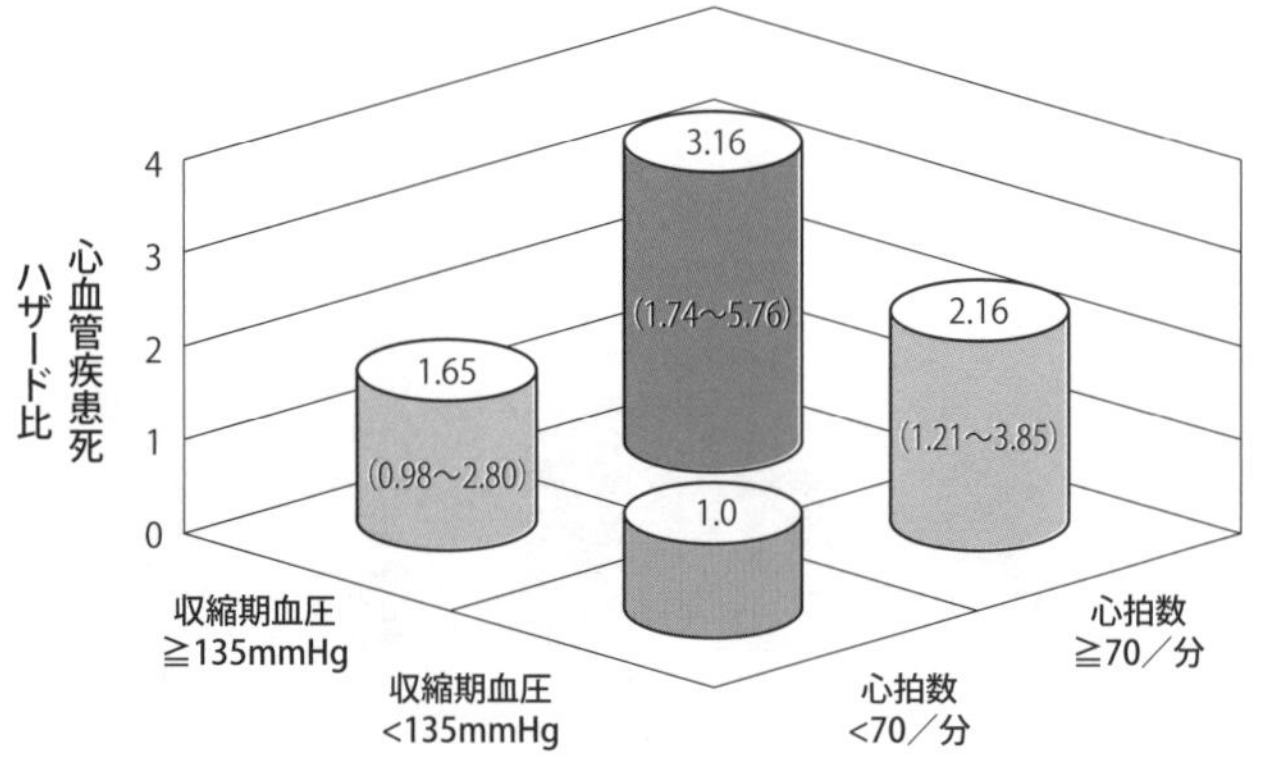

（出所）『疫学に学ぶ：心拍数と心血管疾患』東京医科大学 山科章
大迫研究における家庭血圧と心拍数からみた心血管疾患死亡リスク

寿命を延ばすためにも「心拍数を高くしない生活」をすることが非常に重要であることがおわかりいただけるでしょう。

血圧・心拍数を上げない「3つのポイント」

では、**血圧・心拍数を不必要に上げない**ためには、どうすればいいのでしょうか。**主なポイントは3つ**あります。

❶日常生活で血圧・心拍数を意識する

まずひとつめは**「日常生活で血圧・心拍数を意識すること」**です。日々の生活の中でどんなことが血圧・心拍数をムダに上げるのかを知り、心臓を思いやってあげることです。後ほど具体的に紹介していきます。

❷交感神経を過度に緊張させない

2つめは**「交感神経を過度に緊張させないこと」**です。

すでに述べたとおり、ストレスを感じて交感神経が緊張すると、心拍数が増え、血圧が上がります。

ストレスだけでなく、イライラする、怒る、驚くなどの状態は交感神経を緊張させてしまいます。

さらには、熱い風呂に入る、寒暖差の大きい場所に急に移動する、不眠、喫煙などといった生活習慣も血圧・心拍数と関係します。

❸適度な運動

3つめは**「適度な運動」**です。

運動には**「心臓の健康にいい運動」**と**「心臓に悪い運動」**があります。

心臓にいい運動は、心臓に過度な負荷をかけずに、それを継続することで心拍数が増加しにくい体質をつくることに役立ちます。

運動については、あとの章でも述べていきます。

Dr.池谷の
ココがポイント!

6 イライラ、せかせかした性格は寿命を縮める。血圧・心拍数を上げない「3つのポイント」を日常で意識しよう!

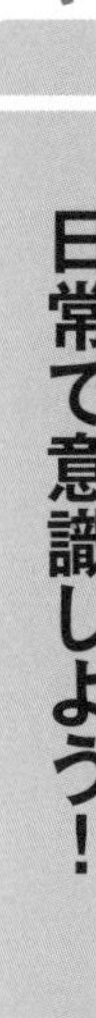

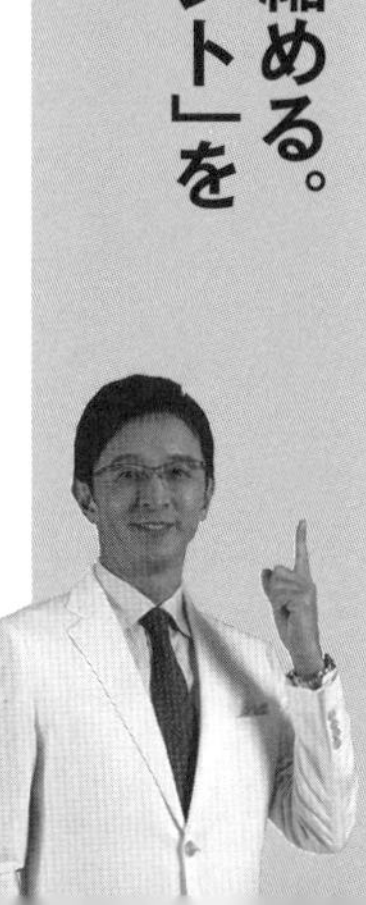

Dr.池谷のワンポイントアドバイス

「安静時心拍数」を測ろう!

自分の「安静時心拍数」を知っておくことはとても大事です。**自分の血圧は知っていても「心拍数」は気にしていない人は多い**のではないでしょうか。

しかし先に述べたように**「安静時心拍数」は非常に重要なバイタルサイン、健康のバロメーターとなるもの**です。普段から、血圧とともに「安静時心拍数」をチェックする習慣をつけておきましょう。

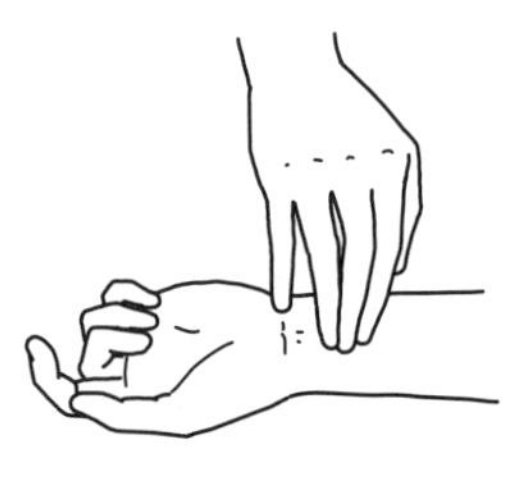

必ず3本の指で測る
手首の場合は親指側から

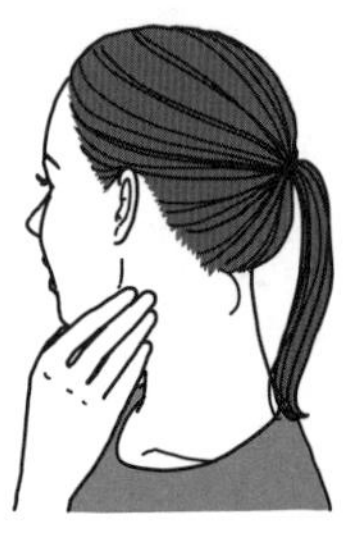

首の場合は耳から
ちょっと下の部分

46ページのコラムなどで述べたように、**「心拍数は脈拍とほぼ同じ」**と考えていいので、家庭でいますぐ測ることができます。

早速測っていきましょう。

座って安静にした状態で、手首や首の付け根など、**脈を感じられる部位に3本の指を置き、1分間、脈を数えます**。

もちろん家庭用の血圧計でも測れますし、アップルウォッチなど、脈が測れるスマートウォッチをもっている人は、それを使って計測していただいても結構です。

第2章

心臓ケアは「生活習慣の見直し」から！心臓にやさしい「朝・昼・夕・夜」の正しい過ごし方

〈ＯＫ行動・ＮＧ行動〉を知ろう！

この章では、**「心臓の健康」を守る生活を送るために、1日をどう過ごせばいいのか**を見ていきましょう。

心臓にやさしい「朝の過ごし方」

朝は「副交感神経」と「交感神経」が切り替わる時間です。

「リラックスモードの副交感神経」が鎮まって、「活動のための交感神経」が活性化されますから、それにしたがって心拍数が増え、**血圧も上がってきます**。

ですから**朝は、心臓に過剰な負荷がかかりやすくなりがち**です。

そして、**心臓を養う冠動脈が傷つきやすい時間帯**でもあるので、**「朝の過ごし方」は「心臓の健康」のために非常に重要**なのです。

起床、洗面……何気ないいつもの行動で、血圧と心拍数が急上昇！

まず朝は、**可能な限り、決まった時刻に起床する**ことをおすすめします。**規則正しい起床は、体内時計をリセットするためにとても大切**だからです。

日中のコンディションから、夜の睡眠に至るまで、起床に伴う体内時計のリセットが「心臓の健康」のカギを握っているのです。

ただし、いきなり大音量の目覚まし時計で飛び起きるようなことは避けてください。

これでは**「交感神経」がいっきに緊張**してしまい、心臓はバクバク、血圧もドンと急上昇してしまう……最悪の起床法です。

目覚ましはなるべくやさしい音で、音量は最初は小さく、だんだん大きくなる**「ステップアップ機能」**を使いましょう。家族やパートナーを起こす際には、愛情を込めてやさしく起こしてください。

それから、起きるや否や、布団をガバッとめくって飛び出すのも、いっきに血圧が上

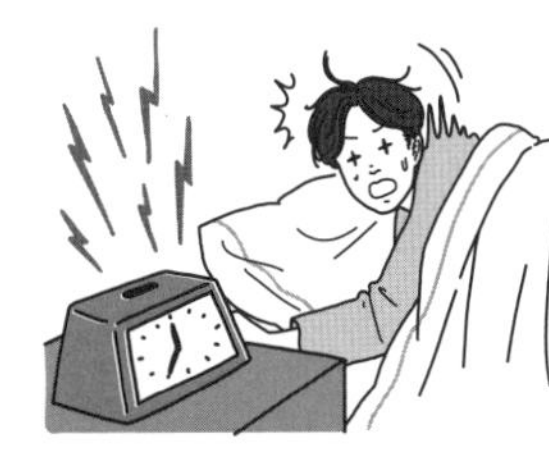

がり心拍数が増えます。**ゆっくり起き上がりましょう**。

とくに寒い朝、ガタガタ震えながら布団から出て、さらに目を覚まそうと冷たい水でバシャッと顔を洗う……これもＮＧ行動。心拍数・血圧が急上昇して心臓に負担をかけます。

冬はぬるま湯で顔を洗うことをおすすめします。

2 トイレの我慢は心臓にも悪い！長時間いきむのは中高年には危険

朝のトイレタイム。便秘や時間がないなどの理由で、思いっきりいきんでいませんか？　**いきみすぎるのは心臓に非常によくない**のです。

とくに呼吸を止めて長時間いきむのは、中高年には危険です。

「いきまないと出ない」という人もいますが、そもそもいきまなければならないような腸の状態は健全ではありません。

腸内環境の改善に取り組み、必要に応じて下剤の服用も前向きに検討してください。

また、排尿を我慢すると、血圧が40～50mmHgも上昇してしまう場合があります。**トイレの我慢は、心臓にも悪い**のです。

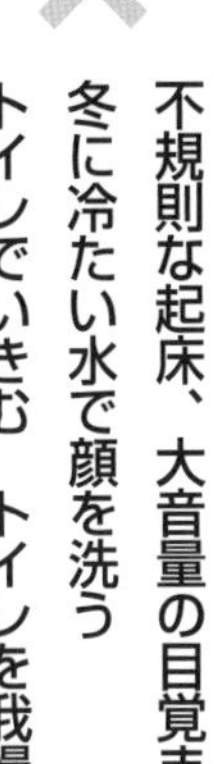

不規則な起床、大音量の目覚まし
冬に冷たい水で顔を洗う
トイレでいきむ　トイレを我慢する

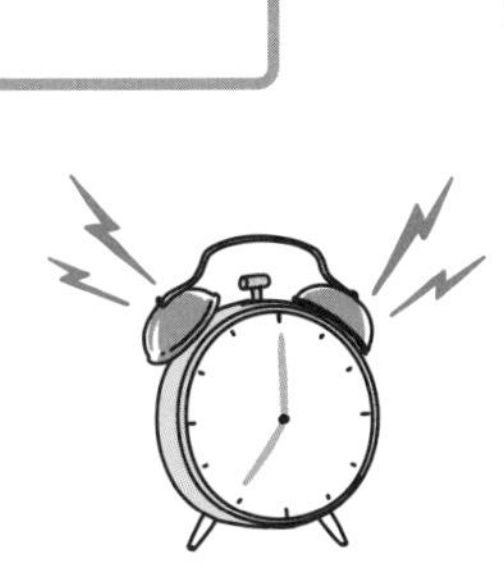

心臓にやさしい「朝の過ごし方」

3 一見健康的な「朝のジョギング」も要注意

朝早く起きて、ジョギングするのを習慣にしている人もいると思います。しかしこれ

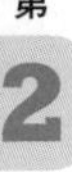
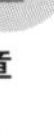
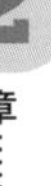

も中高年の場合はちょっと考えものです。**朝、強度の高い運動を行うと、心拍数・血圧が急に上がり、心臓に負担をかけます。**

「軽いジョギング」といっても、**ジョギングはそれなりに激しい運動**です。**ゆっくりのウォーキングや犬の散歩などはOK**です。私も朝、2匹の犬を連れて散歩に行くのを日課としています。

どうしても朝走りたいという人は、**最初はウォーキングから始めて、徐々に軽いジョギングにしていく**ことをおすすめします。

その場合も、**起きてから1時間以内は避けましょう。**

また、**空腹での運動は脱水を招き、血栓を生じやすくする**ので、**朝食後か水分補給をしてからの運動**を心がけてください。

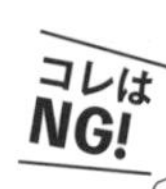

起きて1時間以内のジョギング、激しい運動

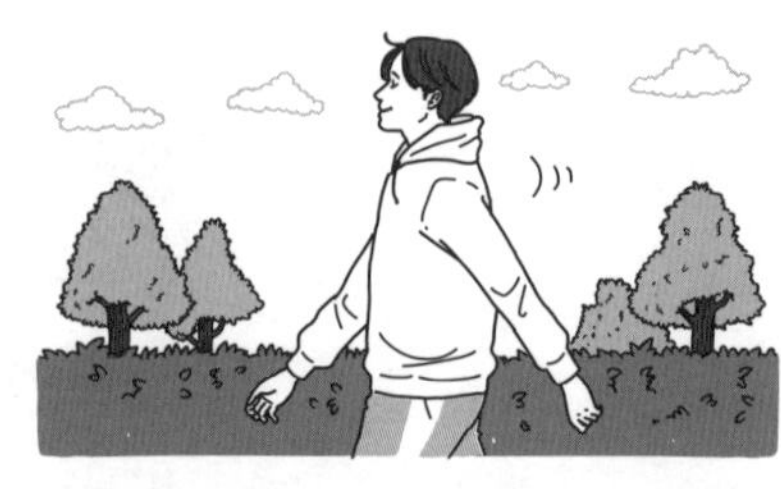

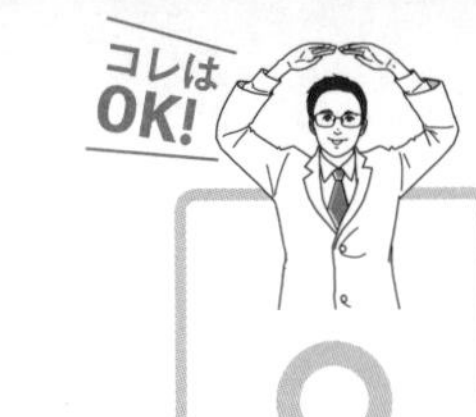

○

朝食後、ないしは水分補給後のゆっくりウォーキング、犬の散歩

心臓にやさしい「朝の過ごし方」

4 体を冷やす「朝風呂」はNG!

朝、お風呂に入る、シャワーを浴びるという人もいると思いますが、これは心臓にとってはストレスになりますので気をつけてください。

冬は朝の脱衣所や洗い場は寒く、血圧が上昇します。続いて熱い湯船に入れば、力みと湯の熱さの刺激で血圧が急上昇してしまいます。

また、夏は暑いからと冷たいシャワーを浴びがちですが、**季節を問わず、寒冷刺激は**

血圧を急上昇させやすいので注意が必要です。

お風呂の入り方は「寝る前の過ごし方」で詳しくお伝えしますが、**入り方ひとつで「心臓の健康」にいい場合もあれば悪くなる場合もある**ので、注意してください。

休日の朝も同じ時間に起きて「体内時計」を整える

休日の朝は、寝坊して寝だめするのと、同じ時間に起きるのと、どちらがいいでしょうか？

私の場合は、休診日であっても、できるだけ同じ時間に起きるようにしています。

前述したように、「体内時計」を整えるためには、休日であっても起きる時間は一定にしたほうがいいと考えるからです。

仮に、早く目が覚めてしまっても、布団の中でウダウダしていればＯＫ。**起き上がる時間を一定にしておけば、体内時計は整います。**

とはいえ、平日はどうしても睡眠不足になってしまうので「週末は思いっきり寝坊をして寝だめをしたい」という人もいると思います。

これに関しては、**「寝だめがかえってよくない」**という説もありますし、**「寝だめでもいいから十分な睡眠時間を確保することが大事だ」**という説もあり、はっきりとした結論は出せません。

しかし、どちらにしても、それによって自分が日中快適に過ごせればいいわけです。

日曜日に半日寝てしまったことで夜眠れなくなり、次の1週間が不規則になってしまった……などということにならなければいいと思います。

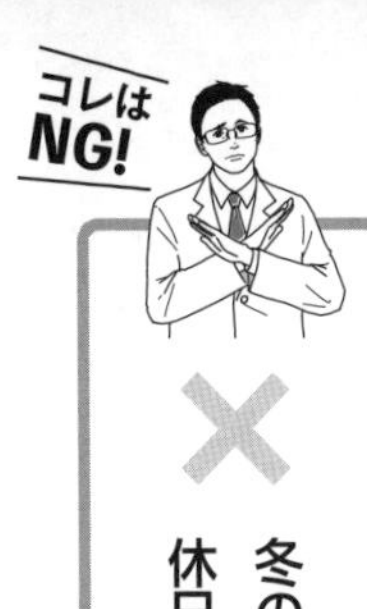

× 冬の朝風呂、夏の朝シャワー
休日に睡眠のバランスを崩す

Dr.池谷の
ココがポイント！

7

「起床」「洗顔」「トイレ」「朝風呂」には危険がいっぱい？
一見健康的な「朝のジョギング」も要注意。
起床1時間以内はNG！

心臓にやさしい「朝の過ごし方」

5 「朝食」は重要！ 簡単×時短で心臓にいい「定番の朝食」を見つける

あとの章で述べますが、**朝食をとることは「心臓の健康」のためにもとても大事**です。とはいえ、朝は時間がありませんから、あまり手の込んだものは用意できないという人も多いと思います。

簡単なものでいいので、**不足しがちなビタミン・ミネラルや食物繊維、たんぱく質をしっかりとりましょう**。

メタボや血糖値が気になる人は、「糖質控えめの朝食」が理想的です。

「おにぎりだけ」「パンだけ」というのは避け、野菜ジュースを追加したり、納豆ご飯にしてみる、豆腐や卵を加えた味噌汁を添えるなどしましょう。

シリアルとヨーグルト、牛乳という組み合わせでもいいでしょう。

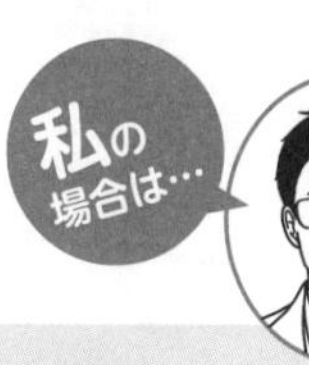

池谷流「簡単×時短朝食」

わが家も朝は時間との戦いですから、朝食はサッと用意できるものに絞っています。

最近の定番は以下の3つです。

★**池谷家特製野菜ジュース**

★**大豆フレーク入りヨーグルト、あるいは納豆ご飯と味噌汁**

★**ブラックコーヒー**

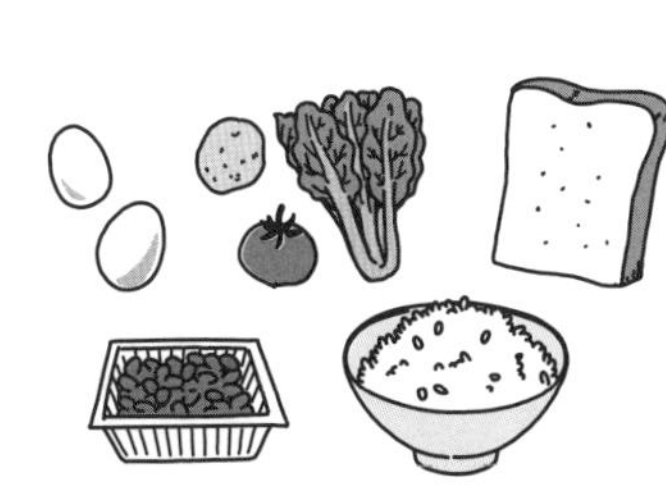

「池谷家特製野菜ジュース」は季節の野菜や果物をスロージューサーで搾り、レモン少々とエキストラバージンオリーブオイルを小さじ1杯ほどたらします。

「大豆フレーク入りヨーグルト」は254ページで紹介する「大豆フレーク」をヨーグルトにトッピングしたもの。

「大豆フレーク」ではなく、「蒸し大豆」を入れることもあります。流動食ばかりではなく、噛みごたえのあるものを入れることで、お腹を満たすことができます。

白米控えめの納豆ご飯と味噌汁という和風朝食も近年お気に入りです。

この朝食のいいところは、サッと用意できて、しかも**ビタミン・ミネラル、食物繊維、たんぱく質といった不足しがちな栄養素がとれ、なおかつ低糖質、低カロリー**なことです。

血糖値の急上昇（急下降）が生じにくいので、お腹が空きにくいのもいいところです。

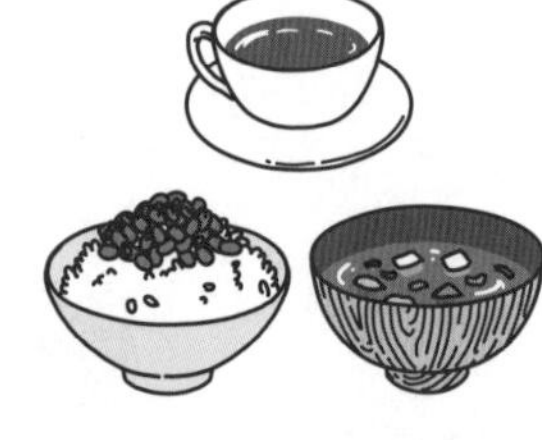

Dr.池谷の
ココがポイント！

8

**朝食をとることは「心臓の健康」のためにも大事！
簡単×時短で心臓にいい
「自分の定番の朝食」を見つけよう！**

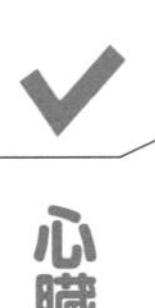

心臓にやさしい「午前中の過ごし方」

心臓にやさしい「午前中の過ごし方」

6 出勤は余裕をもって。時間にゆとりをもつのは「心臓の健康」にも大事

朝食を食べて、ふと時計を見て大慌て。「まずい！　遅刻だ！」

慌てて家を飛び出し、駅やバス停まで走り、階段を1段飛ばしで駆け上がり、電車に駆け込む……。

もうおわかりと思いますが、このとき血圧は上昇し、心拍数はかなり増えています。朝の通勤途中に心臓の発作を起こすケースは多く、事実、私の恩師も駅に向かう路上で急性心筋梗塞を発症し、他界されています。

若い人ならともかく、中高年は絶対にやめてください。

大慌てで家を飛び出すことにならないよう、**早めに起きて余裕をもって家を出ることが大事**です。

それと、満員電車での出勤も気をつけましょう。

揺れに負けまいと力んで仁王立ちしたり、人に押されてイライラしたりすると、血圧と心拍数をムダに上げることになります。

満員電車は、精神的にも肉体的にもストレスとなりますが、**「交感神経の緊張」を最小限に抑えて過ごしたい**ものです。

電車の中では、**手すりかつり革につかまって、左右の足を前後にずらして立ちます**。**揺れに逆らわずに、電車の動きに合わせながら、体を前後左右と動かしましょう**。

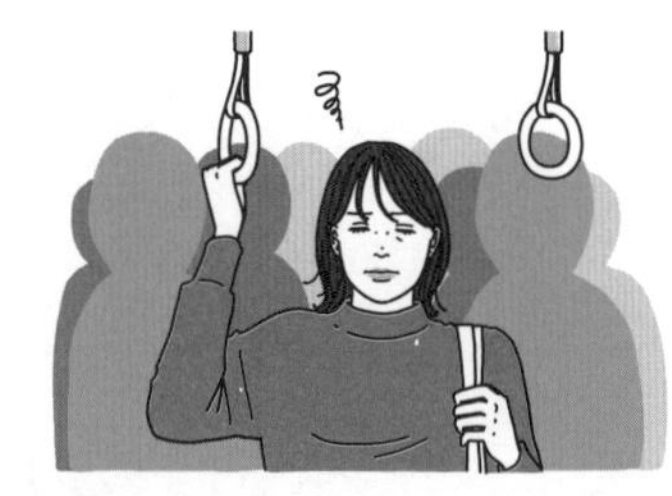

この動作によって、力みが軽減され、ふくらはぎの筋肉を動かすことができます。**ふくらはぎの運動には、下肢の血管のマッサージ効果があり、血液循環の改善が期待**できます。

それから人に押されてムッとしたときは、第6章で紹介する**池谷式「アンガー・マネジメント」**で気持ちを落ち着け、大切な心臓を守ってください。

コレはNG!

×

急いで電車に駆け込む
満員電車で力んだり、イライラしたりする

コレはOK!

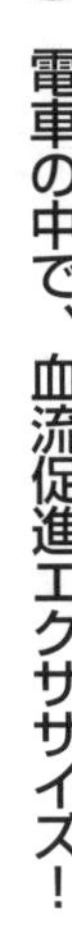

電車の中で、血流促進エクササイズ!

「車の運転」も心臓に負担をかけない工夫を

車で通勤する人も多いと思います。

車の運転も「心臓の健康」と大いに関係するので気をつけてほしいと思います。

まず、**無理な追い越し運転やスピードの出しすぎは血圧や心拍数を上げ、心臓に負担**をかけてしまいます。

そもそも運転をするというだけでも心拍数・血圧は上がりがちとなるのです。実際に私のまわりでも運転中に心筋梗塞を起こした人がいます。

男性に多いのが、追い越されてムッとして腹を立てる人。「抜き返してやろう」とムキになる人さえいます。

追い越されたら、**「あの人は心拍数が上がって気の毒だなぁ……」**と相手を思いやる余裕をもちたいものです。

コレは NG!

×

無理な追い越し運転

心臓にやさしい「午前中の過ごし方」

8 在宅ワークは「メリハリ」が大事！「適度な緊張と緩和」が「心臓の健康」を守る

近年は、在宅ワークの人も増えました。

在宅での仕事は、出勤する場合とは違って、オンとオフの境目がなくダラダラしてしまう可能性があるので、**「メリハリ」をつけることが重要**です。

適度な緊張感をもつことが、終わったあとのリラックスにつながるからです。またそれによって体内時計が整います。

「適度な緊張と緩和」が「心臓の健康」も守ってくれるのです。

まず**仕事を始めるときには、きちんとした身だしなみ**をしましょう。

出社しない場合でも、寝癖で乱れた髪を整え、顔のお手入れと歯磨きを済ませ、パジャマやルームウェアのままではなく、シャキッとする服装に着替えましょう。

服装を整えたら、鏡の前でニッコリ笑顔をつくってください。それから仕事を始めるといいでしょう。

仕事中の適度な緊張感は、その後の仕事の効率を上げ、自律神経の安定にも役立ちます。

お昼休みや仕事のあとには、**体操かウォーキングなどで軽く体を動かしてから休憩するようにすると、さらに自律神経のバランスが改善**するでしょう。

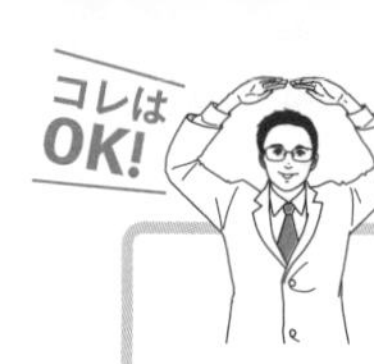

○

在宅ワークでも身だしなみを整える
休憩中は軽く体を動かす

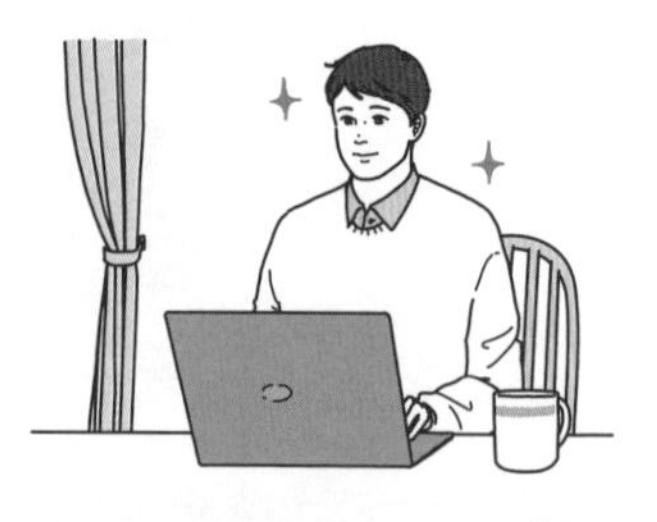

Dr.池谷のココがポイント！

9

時間と心に「ゆとり」をもちつつ、「メリハリ」をつける！「適度な緊張と緩和」が自律神経を安定させ、「心臓の健康」も守る！

心臓にやさしい「お昼休みの過ごし方」

心臓にやさしい「お昼休みの過ごし方」

9 リラックスすることで心臓を休める「ランチタイム」術

ランチタイムは慌ただしい日中の中でもホッとできる時間です。

緊張しっぱなしだった**「交感神経」を落ち着かせて「心臓を休める」ためにも、できるだけリラックスを心がけましょう**。

胃腸は、「副交感神経」によってよく動くため、緊張して「交感神経優位」な状況ではその働きが悪くなります。

ですから、**パソコンをにらみながら慌ただしく食事をかき込む……などという食べ方は、消化吸収にもよくありません**。

ランチのポイントは**「減塩」**と、**「食後高血糖」を招くことなくお腹を満たす**ことです。

過剰な塩分は、血中の水分量の増加を招き、心臓に負荷をかけます。

とくに高血圧や腎臓病、心疾患を有する人にとって、塩分制限はとても大切です。

また、よく「お昼を食べたあと、眠くなってしまう」という人がいます。眠くならないまでもボーッとしてしまったり、だるくなってしまったりする人もいると思います。

これでは午後の仕事の効率にも影響しかねません。

食事をすると眠くなる場合、「食後高血糖」が生じている可能性があります。

食後の眠気の理由は、じつははっきりとはわかっていないのですが、一因として**「自律神経の関与」**がいわれています。糖質をとって満腹感を得ると、血糖値が上がります。

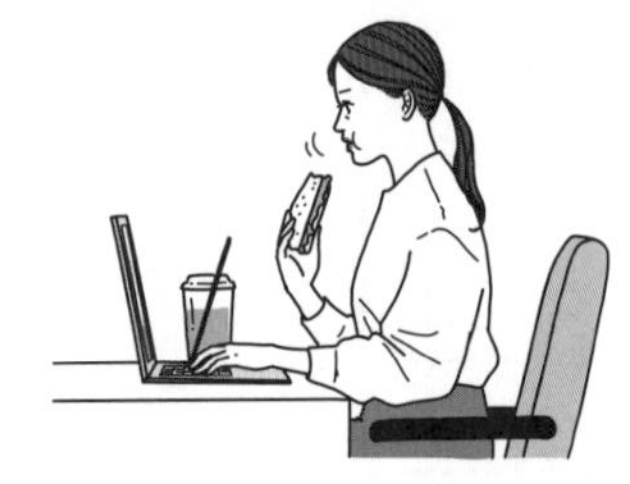

このとき、「交感神経」も活発になっています。

血糖値が上がるとインスリンが出て、血中の糖を取り込み、血糖値が下がります。すると今度は「副交感神経」が活性化し、眠気が襲ってくるというわけです。

また、高血糖が生じたのちに、多量に分泌されたインスリンの働きによって急激に血糖値が低下し、集中力がなくなることもあるようです。

「食後高血糖」は、糖尿病発症の前段階であるとともに、**直接血管にダメージを与え、心臓病のリスクとなる動脈硬化の危険因子**なのです。

「食後高血糖」を防ぐためには、まずは糖質、炭水化物を過剰にとりすぎないようにすることが大切です。

お昼はどうしてもかつ丼やラーメンなど、炭水化物がっつりの食事をしがちですが、これをひと工夫して糖質を少し減らしましょう。

たとえば、うどんだけとか丼物だけなど**「一品もの」にしないで、焼き魚定食などの定食にして、ご飯を半分にするとか、サラダランチにする**などがおすすめです。

最近は和食のチェーン店でもご飯の代わりに野菜や豆腐を使ったりなどの**「糖質オフメニュー」**を出しているところもあるようなので、そういったものを活用するのもいいでしょう。

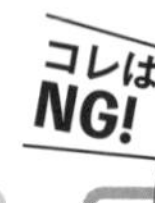

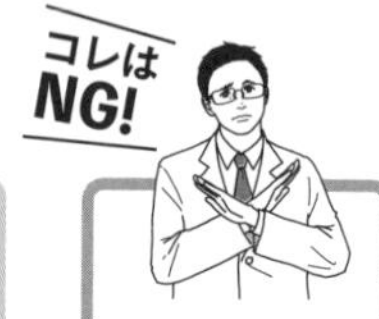

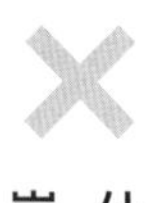

仕事をしながら慌ただしく食事する
炭水化物や糖質たっぷりのランチ

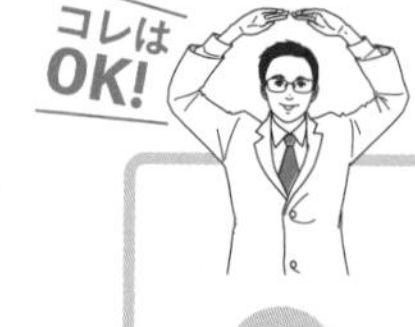

短時間でもリラックスする時間をとる
炭水化物を半分にするまたはサラダランチ

簡単×ヘルシー「時短糖質オフランチ」

私もランチは適度な**「糖質オフ」**を心がけています。
時間の関係もあって、ランチはほとんどコンビニで調達しています。

「コンビニでは健康的な食事ができないのでは?」と驚かれることもあるのですが、最近のコンビニはヘルシーな食材がそろっています。

よく食べるのが、**「サラダ（野菜）+肉や魚、豆などのたんぱく質」**の組み合わせ。

たんぱく質は**蒸し鶏、豚肉のしょうが焼き、サラダチキン、焼き魚**など惣菜を利用することが多いのですが、最近はコンビニのお惣菜も本当にビックリするほどおいしくなっています。

サラダ自体も、できるだけ**ツナやゆで卵、豆腐などたんぱく質が入ったもの**を選びます。自分で**チーズや蒸し大豆をトッピング**することもあります。冬は、サラダの代わりに**野菜スープ**を選ぶこともあります。

こうやって「野菜+たんぱく質」でランチを済ませれば、自律神経の急激な変化もなく、**午後に眠くなることもほとんどありません**。

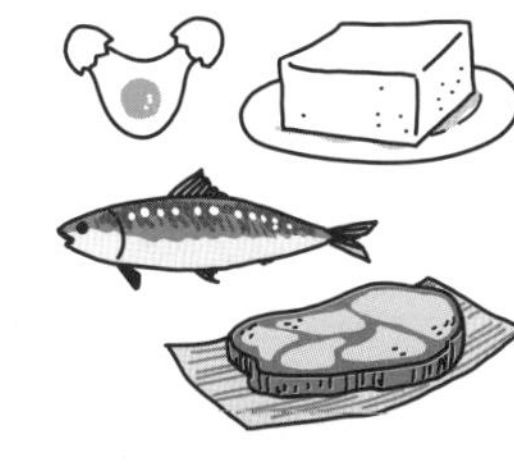

10 食事はよく噛んで食べ、「脳の血流」をアップ！

ランチに限らないのですが、**食事は「よく噛んで食べる」ことも大事**です。**「咀嚼（そしゃく）」は満腹中枢を刺激する**ので、**適量で「お腹いっぱい」と感じる**ことができます。

よく噛まずに早食いしてしまうと、満腹中枢が「お腹いっぱい」という信号を出すころには、すでにしっかり食べ終わってしまっているということになってしまいます。

また、**噛むことは食後の血糖値上昇を抑えて、なおかつ「脳の血流」をアップさせる**ことが明らかになっています。

Dr.池谷のココがポイント！

10

お昼は「心臓」も休ませる。パソコンを見ながらの食事はNG。よく噛んで食べれば「脳の血流」もアップする！

11 ランチ後、できれば食後30分以内に、軽く体を動かす

ランチのあとは、可能ならちょっと外に出て散歩をしましょう。

とくに在宅勤務の人は意識して外に出ないと1日中、家にこもりっぱなしになってしまいがちです。

食後30分以内の軽いウォーキングが効果的です。なぜ食後30分かというと、**食後30分以内は血糖値が上がりやすいタイミング**だからです。

外に出ることができないという場合は、**室内でできる運動でもOK**です。

私が考案した「ゾンビ体操」（200ページ参照）でもいいですし、YouTubeなどの動画サイトで、室内でできるエクササイズを探して、体を動かしてもいいでしょう。

私のオフィシャルYouTubeチャンネルでもいろいろな運動を紹介しているので、興味があったら見てみてください。

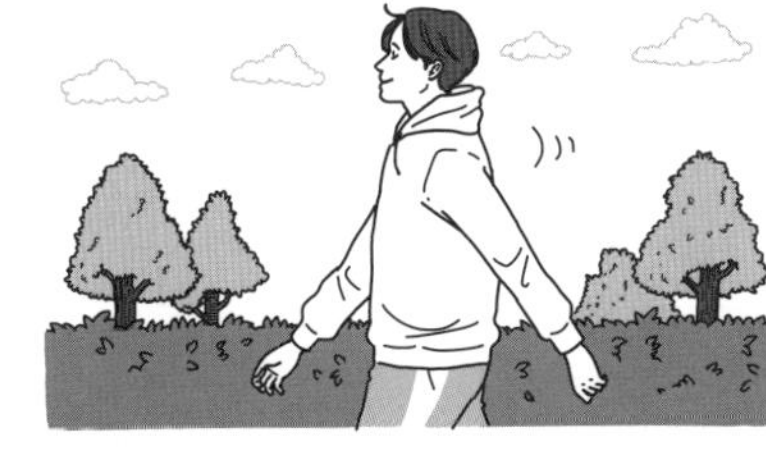

（池谷敏郎 Official Channel）

「糖質摂取」は午後2〜6時が「ゴールデンタイム」

私の場合、休診日以外は朝から次から次へと患者さんを診るので、息をつく間もありません。午前の診察が終わって、午後の診察が始まるまでの短い間だけがホッとできる時間です。

ランチのあと、午後の診察が始まる前に、**ブラックコーヒーとともに少量のスイーツをいただくのが何よりの楽しみ**です。

私はもともと甘党。**お酒も飲みますが、スイーツも大好き**です。

だから、どうやったら太らず、甘いものが楽しめるかと考えた結果が、午後の診察前のおやつタイムでした。

昼食後であれば、すでに食事を済ませているために食べすぎないで済むこと、さらに**日中であれば、食べすぎても夜までに運動量を増やして、**

帳尻を合わせられると考えたからです。

また動物実験で、**午後2時から6時までのあいだは、1日のうちで最も脂肪をためづらい時間帯**である可能性が示唆されていることからも、安心感があります。

一緒にとる**ブラックコーヒーは、カフェインの作用で脂肪燃焼効果**が期待できます。

スイーツは和菓子も洋菓子も好きですが、よく食べるのはチョコレートです。**チョコレートには抗酸化作用のある「カカオポリフェノール」、心臓にいいスター成分「GABA」**が入っています。

巻末の「特別付録」でも紹介する**「チョコギャバナ」**もおすすめです
（247ページ参照）。

12 15分程度がベスト！ 心臓の負担を軽くする「昼寝術」

血糖値の関係は別としても、人間は起床時間から一定時間たつと**「サーカディアンリズム（1日の生活リズム）」**の関係で、どうしても眠くなるものです。

だから**昼食後、眠気が出るようなら昼寝をする**のもいいのです。在宅勤務なら昼寝もしやすいでしょう。

ただし、時間には気をつけてください。**長くても15分ほどにしましょう**。

それ以上寝てしまうと、本格的な睡眠態勢に入ってしまい、「サーカディアンリズム」が乱れ、夜、寝つきが悪くなったり、熟睡できなくなったりします。そうすると、翌日の「交感神経」を高めて心拍数も血圧も上がります。

だから、**昼寝は15分程度がベスト**なのです。

ごく短時間の睡眠で「交感神経」を少し鎮めることで、午後の仕事をリラックスした状態で再開できるのです。

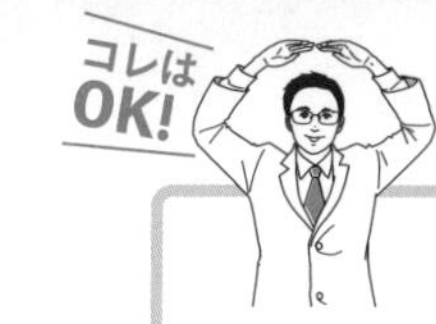

○

よく噛んで食べる
食後30分以内のウォーキングや、15分の昼寝

Dr.池谷の
ココが
ポイント!

11

「食後30分以内の散歩」で、血糖値の上昇を抑えよう!
昼寝は「サーカディアンリズム」を崩さない
「15分程度」が効果的。

心臓にやさしい「午後の過ごし方」

13 イライラは大敵！ 短時間でも、ホッとできる時間をつくり、上手に小休止

仕事中は緊張やイライラ、また腹が立ったり興奮したりと、なにかと心拍数が上がりがちです。その日のタスクをこなそうと、焦って心臓がバクバク……などということも少なくないでしょう。

部下や上司、同僚の言動に腹を立てたり、大声で怒鳴ったりするなどはもってのほかです。

「あっ、いま心拍数が上がったな」と思ったら、できるだけ意識して小休止をとり、リラックスしましょう。自分の感情を無理に抑えつづけることもまた、心臓に負担をかけてしまいますので、ストレスを発散するための気分転換をはかることが大切です。**自分がリラックスできるものを用意しておく**のもいいでしょう。好みのハーブティーとか、デスクでできるちょっとしたマッサージ器具、あるいは第5章で紹介する**軽い体操やストレッチ**などをしてみるのもいいでしょう。

昼は仕事や家事をするなど、みなさんそれぞれ忙しく過ごされているはず。座りっぱなしになったり、イライラしたりと、「心臓の健康」には好ましくない状況も生まれがちですが、**少しでも心臓をいたわる気持ちをもってほしいのです**。**短い時間であっても、ホッとできるひとときをもつことは大事**です。

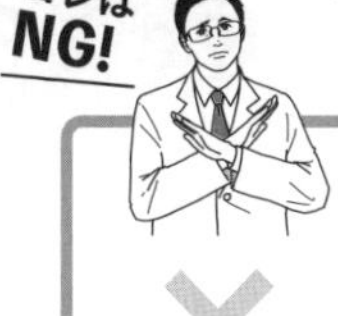

イライラする、怒鳴る
ひたすら我慢する

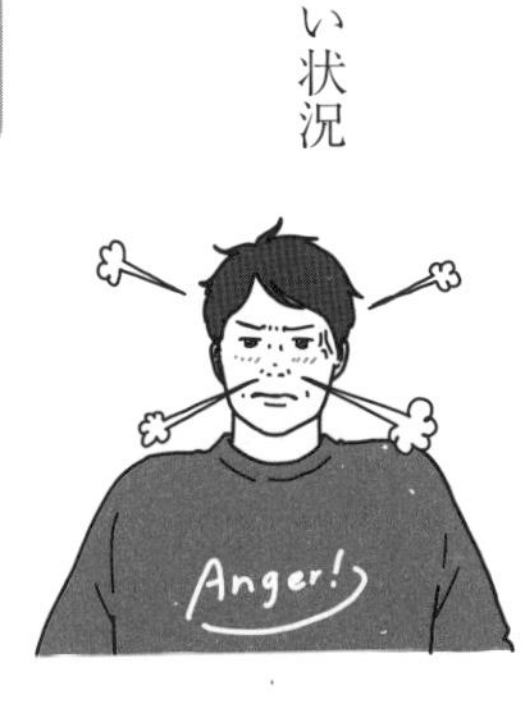

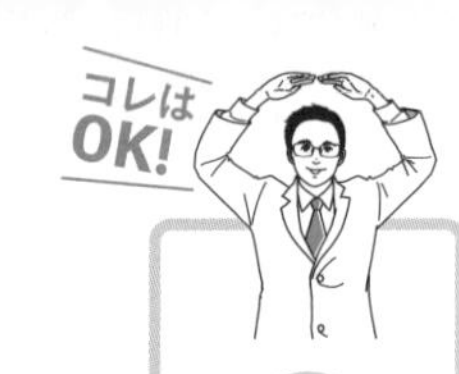

○

好みのハーブティーでリラックスする
軽い体操やストレッチ

14 喫煙は絶対NG! 動脈硬化を促進させ、血管を傷める!

タバコには「約5300種類の化学物質」と「70種類以上の発がん性物質」が含まれているといわれています。これらが体内に吸収されて血液に乗って流れることで、血管に悪影響を与えます。

また**タバコは「交感神経」を高ぶらせて、心拍数や血圧を上げます**。**血管を収縮させるので、「血液の流れ」が悪くなります**。さらにタバコに含まれる一酸化炭素の害で、**一時的な低酸素状態**になります。

それに加えて**血栓をつくる作用もあり、心筋梗塞の原因**となります。

ほかにも、さまざまな要因で**動脈硬化を促進させ、血管を傷めてしまうのがタバコ**です。

ユニバーシティ・カレッジ・ロンドンのAllan Hackshaw氏らの最近の研究では、**タバコは1日1本であっても、心血管疾患のリスクを大幅に増大させる**という報告も出ています。

健康を考えるなら、禁煙が基本です。

また、周囲の人のストレスにもなることをお忘れなく！

心臓にやさしい「午後の過ごし方」

15 心血管疾患のリスクが高まる！「座りっぱなし」は避ける

デスクワークの人は仕事中どうしても座りっぱなしになりがちですが、**座りっぱなし**

は血流が悪くなり、心血管疾患のリスクを高めます。

オーストラリアの調査では**1日に11時間以上座っている人は、1日4時間未満の人と比べて死亡リスクが40％上がる**という報告がなされています。

座りっぱなしを避けるために、**小まめに席を立ちましょう**。お茶をいれに行ったり、資料を取りに行ったり、いろいろ工夫してみてください。

また、**トイレに行ったら、少し遠回りして帰ってくるなど、「なるべくたくさん歩く工夫」**をしましょう。

在宅勤務なら、トイレに立つときはぜひ200ページで紹介する**「ゾンビ体操」**で行ってみてください。

職場の場合は「ゾンビ体操」でトイレに行くのはちょっと無理かもしれませんが（もちろん可能ならばぜひやってみてください）、その場合は193ページの**「脱・E.T.体操」**や202ページの**「座ってできるゾンビ体操」**など、**自分の環境に合わせて無理なくできる「池谷式エクササイズ」をうまく取り入れ、少しでも体を動かしてほしい**と思います。

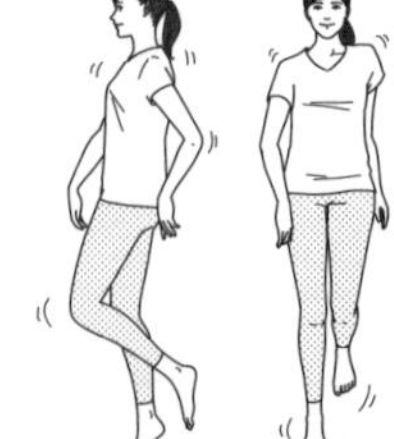

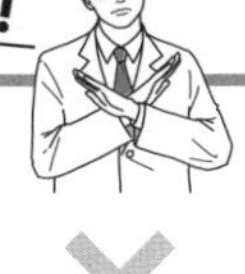
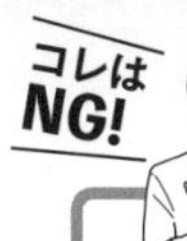

×
喫煙
長時間座りっぱなし

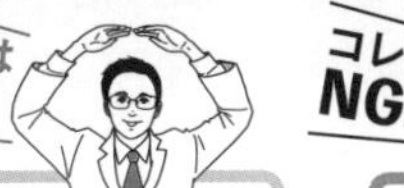

○
こまめに席を立ち、少し遠回りして戻る
思いついたら「ゾンビ体操」

Dr.池谷のココがポイント！

12 心血管疾患がリスク高まる「座りっぱなし」は避ける！「池谷式エクササイズ」で、少しでも体を動かそう！

心臓にやさしい「夕方〜夜の過ごし方」

夕方から夜は、「交感神経」から「副交感神経」に切り替わっていく時間帯です。
そうでなくても、現代人は「交感神経」が過剰に緊張しがち。
しっかり「副交感神経」が働けるよう意識しましょう。

心臓にやさしい「夕方〜夜の過ごし方」

16 「切り替え」が大事！帰宅したら「リラックスモード」に舵を切る

1日がんばって仕事をして帰宅――ここからは「メリハリ」をつけて、つとめて**「リラックスモード」**に入れるように、工夫していきましょう。
「家にいるときは、ついついパソコンやスマホを長時間見てしまう……」という人も多いと思います。

今日1日を振り返っていろいろ気になることもあるでしょうが、**考えても仕方がないことで悩むより、しっかり休んだほうが得策**です。**ゆっくり夕食を食べて、好きなことをしてくつろぐ時間がもてれば最高**です。

子育てや介護があって、家にいても慌ただしいという人もいるでしょうが、**少しでもいいので、自分の休み時間を決めて、リラックスタイムを確保してください**。

好みの音楽を聴いたり、アロマオイルなどを焚いたりするのもいいと思います。

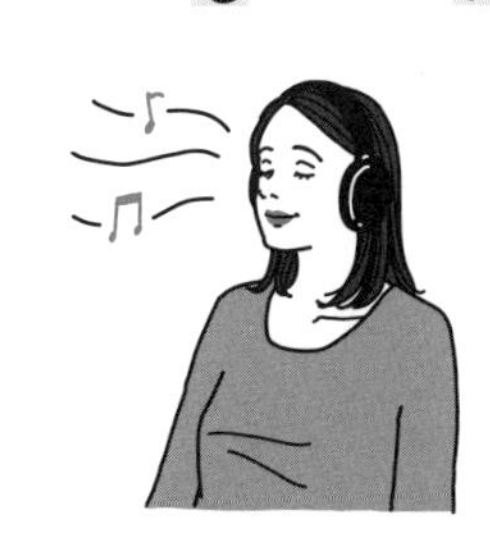

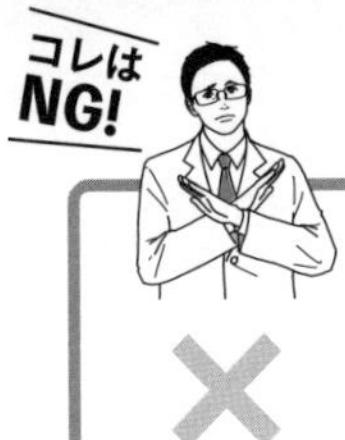

✕ 家に帰っても仕事を引きずる

魚料理と適量のお酒で「心臓がよろこぶ夕食」をとる

夕食は、栄養をしっかりとりつつ、できるだけリラックスしておいしいものを楽しみたいところです。できれば朝、昼の食事を思い出して、魚や野菜など、足りなかった栄養を補給するのが理想的です。

「心臓の健康」に必要な栄養素を、お好きな人は適量のお酒などとともにゆっくりいただき、**自律神経のバランスを整え、心臓が休まるひととき**にしましょう。

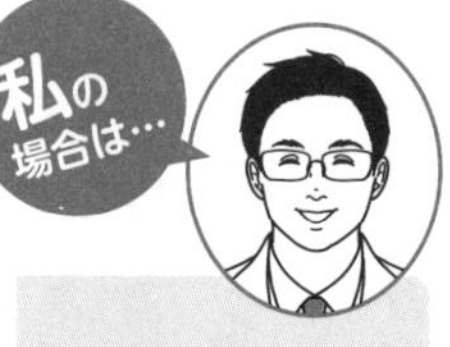

料理の楽しみが倍増する「ミールキット」をフル活用

わが家では**夕食は必ずといっていいほど、魚料理が並びます**。

これは朝食や昼食でとる機会の少ない「**DHA**」「**EPA**」**を摂取**す

るためです。

巻末の特別付録でおすすめの食べ方を紹介しますが、**刺身、カルパッチョ、サバのトマトソース**などにサラダや野菜たっぷりのスープ。好みのお酒とともにいただきます。

わが家で最近、流行っているのがデリバリーの**「ミールキット」**です。1食分の食材とレシピが入っていて、そのとおりにつくればいいのでラクチンです。栄養バランスもしっかり考えられています。

「タンドリーチキン」とか「サムギョプサル」とか、普段あまり家でつくらないような料理もあるのですが、レシピどおりにつくればビックリするほど簡単においしくできます。

ハンバーグや煮物も、いままで家でつくっていた味とはまた違う味付けだったりして、新鮮味があります。

妻が出かけたときなどは、自分でこの「ミールキット」を開けてつくっています。

この間も「豚肉のハーブソース」というのをつくったのですが、自分でも感心するぐらいオシャレにできたので、思わずSNSにアップし

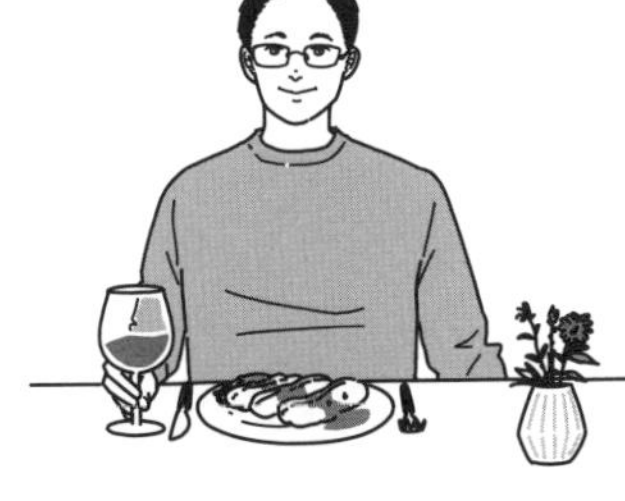

てしまいました。

料理をあまりしたことがない人も、これならラクラクつくれるので、家族のためにつくってあげてはいかがでしょう。

オシャレな料理ができたら、普段よりいいお皿に盛り付けて、花でも飾ってワインでも飲んだら、ちょっと贅沢な外食気分が味わえます。

週末などにイベント的に楽しめば、**極上のリラックスタイム**になりますよ。

心臓にやさしい「夕方～夜の過ごし方」

18 過度の飲酒はNG

「毎日の晩酌が楽しみ」「寝る前のお酒は欠かせない」という人も多いと思います。

お酒は適量であれば、血流をよくして血圧を下げ、動脈硬化を予防する作用があるとされます。問題は**「飲みすぎ」**です。

飲酒後は心拍数が増えますが、アルコールの血管拡張作用により血圧が下がります。

しかし、**飲みすぎると、お酒を肝臓で代謝するときに発生する「アセトアルデヒド」が「交感神経」を緊張させて、心拍数とともに血圧を高めて心臓に負荷をかけます。**

「寝る前に飲むのが習慣」「飲まないと寝つけない」という人も多いと思いますが、**お酒を飲んで寝るのは生理的な眠りではなく、いわゆる「寝落ち」**。気を失っているのと同じで正常な入眠ではありません。

だから熟睡できなかったり、途中で目が覚めてしまったりするのです。

眠りの途中で目が覚めてしまうと、「交感神経」にスイッチが入ります。つまり、**夜中にもう一度「交感神経」を緊張させて、心拍数を上げてしまう**ことになります。

そうでなくてもお酒には**利尿効果**があり、**夜中にトイレに起きてしまいがち**です。**「夜中に目が覚めるような飲み方」は、良質な睡眠の妨げにもなることからＮＧ**だと心得ましょう。

お酒の適量については、第3章で述べます。

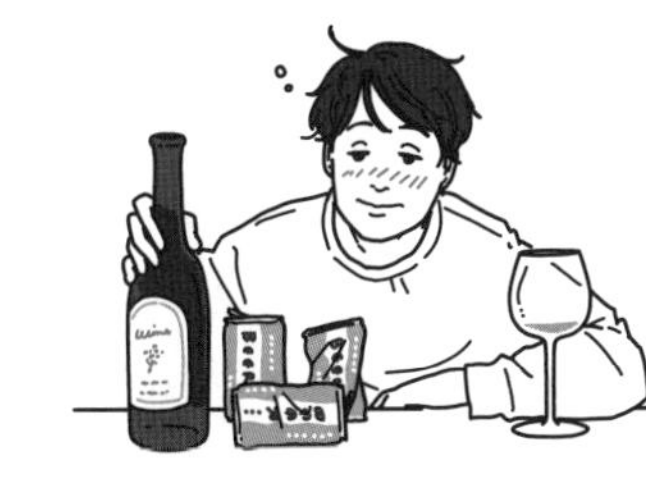

Dr.池谷の
ココがポイント！

13
仕事後は「オフモードへの切り替え」が心臓にも大事。
魚料理と適量のお酒で「心臓がよろこぶ夕食」をとろう！

19 夕食後にウォーキングなどの「軽い有酸素運動」をする

「朝の激しい運動はリスクが高い」と述べましたが、**夕方から夜にかけては心拍数も落ち着き、血圧も下がってくるので、運動に適した時間帯**となります。

私がおすすめしているのは、**夕食後に軽い有酸素運動をする**こと。

とくに食べすぎてしまった日は、夕食後に運動をすることで**「なかったこと」**にできます。

「食事直後の運動は、消化のためによくない」と考えられてきましたが、**「食後の高血**

糖を抑えて動脈硬化を予防する」という観点から考えると、このタイミングで体を動かすことも有効と考えられます。

有酸素運動は、ウォーキングでもいいし「ゾンビ体操」でもＯＫです。

なお、仕事が終わってからスポーツジムに直行する人がいますが、空腹の状態でトレーニングするのはあまりおすすめできません。**空腹で運動をすると、低血糖や脱水症状に陥る危険がある**ためです。

とくに空腹時に激しい筋トレをすると**「ハンガーノック」**といって**極度の低血糖、脱水による低血圧になって、失神してしまう**ことさえあるので、気をつけてください。

コレはNG!

✕ 睡眠を妨げる、過度な飲酒

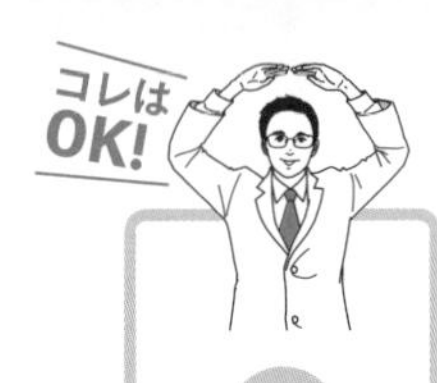

○

思い切りリラックスした食事、適量の飲酒
夕食後の軽い有酸素運動

20 1日1回、「大笑い」をする

「笑い」はとても大事です。

笑うことで「副交感神経」が優位になり、免疫力を高める作用があることがわかっています。なんと**「がんの予防」**にもなります。**1日1回はしっかり笑いたい**ものです。

「日中は仕事に追われ、笑うどころじゃない」という人でも、夜は**「笑いの時間」**をもうけましょう。好きなお笑いのテレビ番組を見るのもいいし、YouTubeなどで笑えるチャンネルを探してみるのもいいと思います。人との会話で笑うのも、もちろんいいでしょう。**「心臓の健康」のためにも、1日1回「笑う努力」をしましょう。**

もうひとつ、意外なところでおすすめのストレス解消法が**「泣くこと」**です。**涙を流すことで、ストレスが発散される**のです。

悲しいことがあったら、我慢や遠慮をせずに泣きましょう。あるいは**週末などに泣ける映画を観て、思い切り涙を流すこともおすすめ**です。

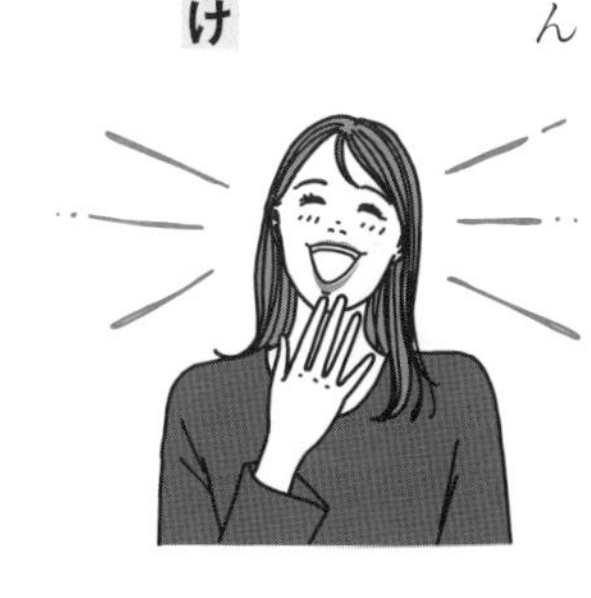

コレはOK!

思い切り笑い、時に泣く!

Dr.池谷のココがポイント!

14

「夕食後の軽い有酸素運動」は、とくにおすすめ。「心臓の健康」のためにも、1日1回「笑いの時間」をつくろう!

心臓にやさしい「寝る前の過ごし方」

21 冬場は「お風呂」と「トイレ」にとくに注意する

1日の終わりにゆっくり入るバスタイムは、その後の「副交感神経」を活性化させ、睡眠中に心臓を休めるための大事なイベントです。

ただ、入り方によっては「血管事故」などのリスクもあるので、以下の注意事項を守って、楽しくバスタイムを過ごしてください。

まず**心臓に負担をかけない湯温は、ややぬるめの39〜41度**。

「42度以上の熱いお風呂にドボン！」と急につかるのは、くれぐれもやめてください。

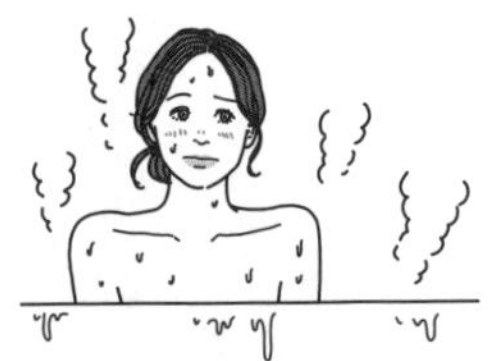

熱すぎると、血圧が上がりがちになります。

お風呂に入らないときは、**「足湯」をするのもおすすめ**です。

それから冬になると、お風呂やトイレで倒れる人が増えます。

これは**急な温度差が原因で、血圧が大きく変動する**ためです。

まず寒い脱衣所で裸になると、体温を逃がさないために血管は収縮して血圧が上がります。

その状態でいきなり熱いお風呂に入ると「熱い！」という刺激でさらに血圧が上昇。

しかし、お湯につかって10分ぐらいして体が温まってくると、今度は血管が拡張して血圧が下がります。

血圧の急上昇は、血管と心臓に負荷をかけ、**血圧の過度の低下は、血管内を流れる血液を停滞させ、血栓のリスクを高めてしまいます**。

このように入浴時の急激な血圧の変化は、心臓や血管の負荷になるとともに血栓による「血管事故」のリスクとなり、**心筋梗塞や脳梗塞の発症頻度を高めてしまう**のです。

これを防ぐための入浴法を伝授しましょう。

まず、**脱衣所と浴室は入る前に暖めておく**ことです。脱衣所なら、小型のヒーターでも室温を上げることができます。洗い場との境の扉を開けておくと、浴室の温度の上昇に役立ちます。

暖房を入れるのが難しければ、代わりに湯船のフタを開けておいて、暖かい蒸気を脱衣所まで行きわたらせるのもいいでしょう。

できれば、トイレにも暖房を入れましょう。最近は小型の暖房器具がリーズナブルな価格で売られていますから、そういうものを検討されてはいかがでしょうか。

「寒いという刺激」「熱いという刺激」は、どちらも「交感神経」を緊張させます。

お風呂はこの「2つの刺激」が両方そろっていますので、入り方には十分気をつけてください。

心臓にやさしい「寝る前の過ごし方」

22 池谷式「2つの入浴法」でオヤジっぽく入り、年寄りっぽく出る

寒い冬のお風呂は気持ちのいいものですが、中高年になったらちょっと注意が必要。お風呂で倒れてしまう事故を避けるためにも、次の**池谷式「2つの入浴法」**をおすすめします。

池谷式入浴法は**「オヤジっぽく入って、年寄りっぽく出る」**という方法です。

「『オヤジ』に『年寄り』……なんだか魅力的でない」とみなさんの渋い顔が目に浮かびますが、そんなことをおっしゃらずに、ぜひ試してみてください。

❶湯船につかるときは「あ〜〜〜♪」と言いながら、脱力して入る

よく温泉などでおじさんが「あ〜〜〜♪」と言いながら入っていますよね。あんなイメージです。

勢いよくドボンと入ると、血圧が急に上がってしまいます。

ゆっくり入ることで、血圧の急上昇を防ぎます。

❷お湯から上がるときは、「どっこいしょ」と言いながら、ゆっくり出る

膝に片手を当て、他方の手で浴槽のふちか手すりをつかみ、軽く腰を曲げ、頭を下げ、「どっこいしょ」と言いながらゆっくり立ち上がって、お風呂から出ます。

湯船から立ち上がるときに、立ちくらみの症状を起こす人もいます。

お湯で温まって血管が拡張し血圧が下がった状態でいきなり立ち上がると、頭に血液が行かずに**脳の血流不足**を起こしてしまうのです。

倒れて頭を打ったら最悪、**「脳挫傷」**を起こしかねません。

これは、**若い人でも危険**です。

ゆっくり立ち上がることで、血圧低下に伴う「脳の血流不足」を防ぐことができるのです。

23 夏のお風呂は「脱水」と「立ちくらみ」に注意する

では、夏場のお風呂は安心かというと、やはり注意したい点があります。
それは**「脱水」**と**「のぼせ・立ちくらみ」**です。

入浴中はかなりの汗をかくので、きちんと水分補給をしないと脱水症状を起こしてしまいます。

入浴前と入浴後は、水分補給を心がけましょう。

それから「のぼせ・立ちくらみ」。

お風呂から上がった瞬間、ふっと立ちくらみがしたという経験はありませんか？

熱いお風呂に入ったり、長時間湯船につかったりして血圧が下がった状態で、急に立ち上がると、脳に十分な血液が行きわたらず、立ちくらみのような状態になり、のぼせてしまうのです。

また季節に関係なく、**1年中の注意事項として、「空腹時」「飲酒直後」に入ることもNG**。

これらは**両方とも血圧が下がりやすい行為**です。

アルコールは血管拡張作用があるため、飲酒後は血圧が下がります。

また、空腹時には脱水状態になりやすく、血管内を流れる血液の水分量が少なくなることで、血管内圧である血圧が低下します。

血圧の低下は、体の上に位置する脳への血流不足を招き、**めまい・失神を起こしやす**

いので注意してください。

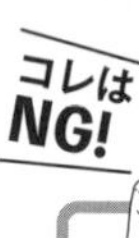

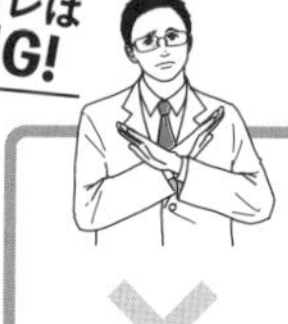
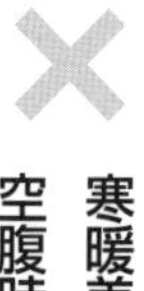

×

寒暖差の大きい状態での入浴
空腹時、アルコール摂取後の入浴

コレは
OK!

○

ぬるめのお湯につかる
「あ〜〜〜♪」と言いながら湯船に入り、出るときはゆっくりと

Dr.池谷の
ココが
ポイント!

15

夏と冬で「入浴で注意すべき点」が変わる！
池谷式「2つの入浴法」で、転倒などの事故を防ごう！

24 「サウナー」に贈る、上手なサウナの入り方

いま**「サウナ」が大ブーム**です。サウナにハマる人を「サウナー」などと呼ぶそうです。

「高温のサウナは血圧が上がって心臓に悪そう……」と思う人もいるのではないでしょうか。それが**意外にも、サウナでは「血圧」はそれほど急上昇しない**のです。

サウナはたしかに高温ですが、部屋に入ってから体は徐々に熱くなっていくわけです。熱いお風呂のようにダイレクトに「熱い！」という刺激が来るわけではありません。

だからサウナに入って少し血圧が高くなっても、温まっている間に徐々に下がっていくはずです。

むしろ、**サウナで気をつけたいのは「水風呂」**です。

暑い部屋から出て水風呂にザブンとつかった瞬間、急激に冷やされることで血管が収縮して、いっきに血圧が上がってしまうのです。

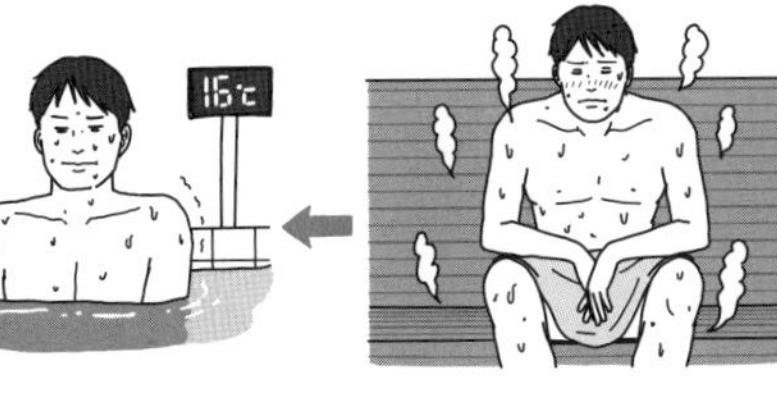

「サウナで限界まで我慢して、10度以下の水風呂に飛び込むのが最高」などという人がいますが、これは**「心臓の健康」を考えたら、大変恐ろしい入り方**です。

とくに**中高年の場合は、サウナから出たときは、水を手足にかけるぐらい**にしておきましょう。

また、通常の入浴と同様に、空腹や飲酒後は避けて十分な水分補給を行い、血圧低下に伴う立ちくらみや失神に注意する必要があります。

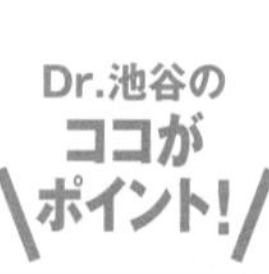

×

サウナから出て、すぐ冷たい水風呂に飛び込む

Dr.池谷の
ココが
ポイント!

16

サウナは高温だけれど、それほど「血圧」は急上昇しない！ただし「水風呂の入り方」には、くれぐれも気をつけよう！

25 睡眠の質を上げるため、「お酒」や「水分」を大量に摂取しない

第1章で述べたとおり、**「心臓の健康」のために睡眠は本当に重要**です。

睡眠時間は人にもよりますが、**理想的には7〜8時間はとりたい**ものです。ただ、とくに平日は忙しくて十分な睡眠時間をとれない人も多いと思います。

それから**睡眠は「質」も重要**です。夜中に何度も目が覚めてしまったり、頻繁にトイレに起きたりするのは、決していいことではありません。**一度でも起きると、そのときに「交感神経」にスイッチが入って心拍数が上がってしまう**のです。

電車でウトウトしていて、ハッと飛び起き、「あれ？ 乗り過ごしてないかな!?」と

焦って心臓がドキドキした……ということがありませんか？

それは「交感神経」がパンと緊張するからです。

家のない原始時代、人は野外で寝ていることが多かったわけですが、寝ているときにオオカミなんかに襲われたら、パッと起きて逃げ出さなければいけない。だから、**非常時には「交感神経のスイッチ」が入るようにできている**という説もあります。

これにより、**「血圧・心拍数の上昇」が誘発され、瞬時の行動へとつながる**のです。

だから**「心臓の休息タイム＝就寝時」には、ムダに「交感神経のスイッチ」を入れない工夫をすることが大事**です。

そこで私が強調したいのは**「睡眠時間は少々短くても熟睡を心がける」**ということです。そのためには**「夜中に起きない工夫」が大事**です。

夜中にトイレに起きないためには、**お酒や水分を大量に摂取しない**ことです。

お酒は利尿作用がありますし、お酒をたくさん飲むことで睡眠の質が下がってしまいます。「寝酒を飲みたい」という人もいるでしょうが、量に気をつけてください。

また、夕方以降のカフェインの摂取も睡眠を浅くして中途覚醒の原因になるとともに利尿作用もあるため睡眠の質を低下させるので避けるべきです。

26 耳のマッサージなど「眠くなるようなこと」をする

「マッサージに行って、気づかないうちに爆睡していた」

そういう人も多いと思います。私は理容店に行くと、すぐに寝落ちしてしまいます。頭を触ってもらうのは気持ちがいいですよね。

こういうときは**「交感神経」が鎮まり、心拍数が下がっている**のです。ですから、**心臓を休めるためには、こういう「眠くなるようなこと」をするといい**のです。

自宅で手軽にできるものとして**「耳のマッサージ」**がおすすめです。**耳のまわりには自律神経を整えるツボがたくさんある**ともいわれます。

マッサージといってもやり方は簡単で、**親指と人差し指で耳をつまんで、軽く引っ張るだけ**。斜め上、真横、下と場所を変えて3回ずつほど軽く引っ張ってみてください。

「耳のマッサージ」は血流をよくして、食欲を抑える効果まであるそうです。

ぜひ習慣にしてみてください。

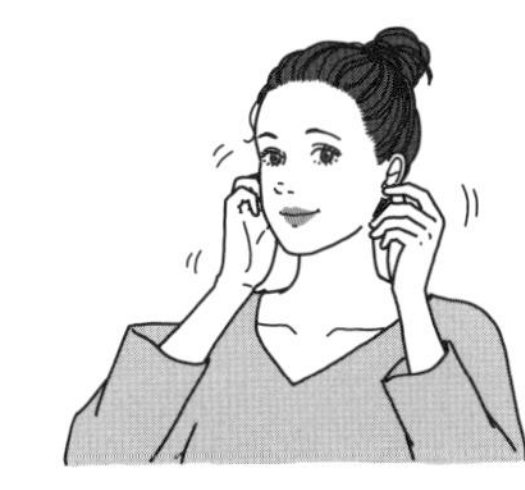

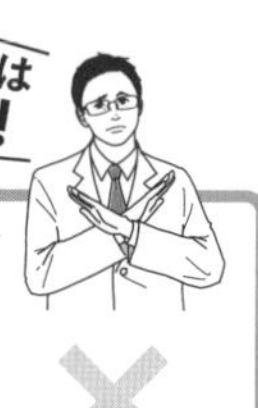

×

お酒や水分を大量に摂取して寝る

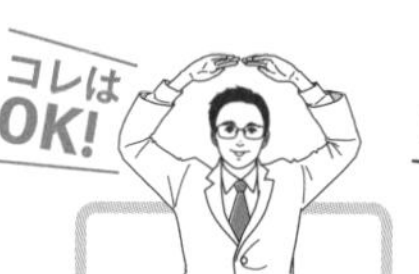

○

頭や耳のマッサージ

Dr.池谷の
ココが
ポイント!

17

睡眠は「質」も大事。「夜中に起きない工夫」をしよう。
手軽にできる「耳のマッサージ」は、ぜひ習慣にしよう!

27 「さびしんぼう体操」で「深部体温」を下げ、寝つきをよくする

冬場、女性に多い訴えが**「手足が冷えて眠れない」という悩み**です。

これは、**「深部体温」（体の中の体温）が下がらないから寝つけない**のです。表面だけ冷えていて、中に熱がこもったポットみたいな状態になっているのです。

そういう人はぜひ197ページで紹介する**「さびしんぼう体操」**を試してみてください。寝る前に行うことで**末梢血管の循環がよくなり、「深部体温」が下がって寝つきやすくなります**。

28 寝具は「寝返りが打ちやすいもの」を選ぶ

寝具は「睡眠の質」と大いに関係があります。

人は眠っている間に寝返りを打つなどして結構、動くものです。このときに**「寝返りが打ちやすい寝具」であることが重要**です。寝具は、最近ではさまざまな機能のものがありますが、体が沈み込んでしまうようなものは寝返りが打ちづらいものです。

私は、寝返りのためには**「適切な枕」を選ぶことが大切**だと考えています。

枕の専門家でもある「16号整形外科」の山田朱織先生から教えていただいた枕（私は「ミルフィーユ枕」と呼んでいます）は、薄手の玄関マットとタオルを折りたたんで重ね、自分に合わせて寝返りの打ちやすい高さに調整できる枕です。

つくり方は簡単。玄関マットを3つにたたみ、その上にタオルを折り重ねます。

タオルの厚みや折り方をアレンジして、仰向けで呼吸がしやすく寝返りがラクにできる高さに調節してください。横向きに寝たときに、鼻と顎の中心、へそを結んだラインが同じ高さになるようにするといいでしょう。

「寝ている途中で起きてしまう」「眠りが浅い」という人は、**寝具を見直してみる**といいかもしれません。

29 ナイトウェアは深部体温が下がりやすい「スポーツウェア」がおすすめ

人は睡眠中に**「深部体温」**が下がります。

この**「深部体温」を上手に下げることが、熟睡するために非常に重要**なのです。**「深部体温」を下げることで「脳内の温度」も下がり、脳を休めることができる**からです。

「深部体温」を下げるためには、**末端から上手に熱を逃がすことが大事**です。

また人は睡眠中に少なからず汗をかくものですが、これも体温の調節のためです。適度に**気化熱で体温が逃げたほうが「深部体温」が下がる**からです。

それを踏まえると、ナイトウェアは、次の2つが重要な要素です。

❶**体温の調節がしやすいもの**
❷「**深部体温」を適度に冷やせるもの**

私のおすすめは**「スポーツウェア」**です。**汗をよく吸い取ってくれて通気性もよく、伸縮性があるので、ナイトウェアとしてもとてもいい**と思います。

さらに、何を着るにしても**「たくさん汗をかかない程度の涼しい格好で寝る」ことも重要**です。とくに寒い冬などはあまりモコモコに着込んでしまうと、「深部体温」が下がり切らず、熟睡しづらいのです。**寒いときは、寝具や空調で調節したほうがいい**でしょう。

心臓にやさしい「最高の睡眠法」

30 「心地よい香り」でリラックスし、「寝る前のスマホ」は厳禁！

「心地よい香り」は「交感神経の緊張」をほぐし、心拍数を下げ、ストレスを解消するといわれます。リラックスタイムにはアロマオイルやお香など、好きな香りを用意してみてはいかがでしょうか。

ラベンダー、クラリセージ、プチグレンなどには「交感神経」を抑え、「副交感神経」を刺激する香り成分（リナロール、酢酸リナリル）が含まれているため、リラックス効果が高いといわれます。**安眠効果の高いカモミールティーを飲む**のもいいでしょう。

逆に、**おすすめしないのが、ゲームやパソコン、とくにスマホ**です。

自分が楽しめてリラックスできるのならいいのですが、**寝る前2～3時間はやめましょう**。パソコンやスマホの画面から発せられる**「ブルーライト」は「交感神経」を刺激し、安眠を妨げてしまいます**。とくに、**寝る直前までスマホを見ている人は、くれぐれも要注意**です。

コレはNG!

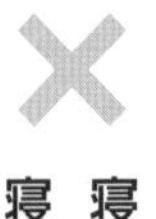

×

寝る前2～3時間のゲームやネットショッピング
寝る直前までパソコンやスマホを見る

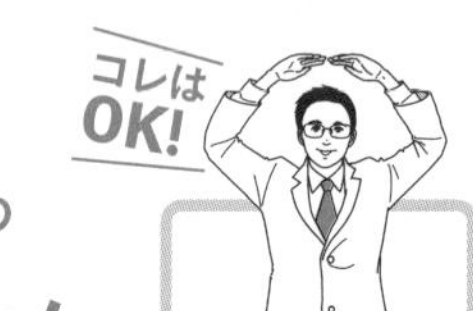

○

さびしんぼう体操
寝返りの打ちやすい寝具、吸水性・通気性の高いナイトウェア、心地よい香り

Dr.池谷の
ココが
ポイント!

18

「寝具」「ナイトウェア」にこだわれば、睡眠の質が上がる。「香り」で緊張をほぐす。「寝る直前のスマホ」はとくに要注意！

第3章

池谷式「心臓の健康にいい最高の食べ方」5つのコツ

じつはこんなに簡単！ 毎日ラクラク続けられる！

動脈硬化を防ぎ、生活習慣病を予防する「心臓にいい食事法」とは？

動脈硬化につながる生活習慣病を予防し、「心臓の負担」を減らすためには、食生活は非常に大事です。

ポイントとしては、次の3点を満たす食事です。

❶減塩
❷脱メタボ、脱肥満
❸血糖値・コレステロール・中性脂肪を適正に保つ

「健康食」というと、「嫌いなものを無理して食べる」イメージがあるかもしれません。

でも、毎日の食事はおいしく食べたいもの。**いくら体にいいからといって、おいしくない食事を我慢して食べるのはストレス**でしかありませんよね。

池谷式食事法のモットーは「おいしく、楽しく」です。**「おいしい食事」には、脳をリラックスさせる効果**もあります。

おいしく楽しく食べて、「心臓の健康」を守りましょう！

「何を食べるか」だけでなく「どう食べるか」も重要！

この章ではまず、**「心臓を健やかに保つ食事法」**について紹介していきます。

「食べ物」のチョイスも大事ですが、**「どう食べるか」**、つまり**「食べ方」も重要**です。

たとえば**せっかく「心臓にいいスーパーフード」を選んでも、血糖値が急上昇したり高血圧の原因となったりする食べ方をしてしまったら、意味がない**からです。

ここでは「心臓の健康」を守る池谷式「心臓にいい食べ方」を紹介しましょう。

心臓にいい栄養素**「スター成分」**については、第4章で紹介します。

Dr.池谷のココがポイント！

19

「心臓にいい食事法」3つのポイントは「減塩」「脱メタボ、脱肥満」「血糖値・コレステロール・中性脂肪を適正に保つ」

誰でもできる！　これだけ心がければＯＫ！「心臓にいい最高の食べ方」５つのコツ

池谷式「心臓にいい最高の食べ方」

1 調味料を工夫して、塩分を控える「減塩」

塩分のとりすぎがいかに心臓を苦しめることについてはすでに述べましたが、ここでは**「どうしたら減塩できるのか」**についてアドバイスしましょう。

私たちは**塩分の7割を「調味料」からとっている**といわれます。

であれば、単純に調味料を減らせば減塩になるわけです。しかし、それでは味気ないですよね。

そこで以下の食材で、**味にプラスαをする工夫**をしてみてください。

- **にんにく、しょうが、しそ、長ねぎ、みょうがなどの香味野菜**を味のアクセント

として使う

・**レモン、すだち、かぼす、ゆずなどの柑橘系**で香りや風味をつける
・**ローリエ、ローズマリー、コリアンダー、タイムなどのハーブやスパイス**を使う
・**こんぶ、かつおぶし、きのこ**などで、濃いめにだしをとって、旨味成分を足す

このほか、**調味料は「減塩タイプ」を使う、ラーメンやうどんのつゆは残す、しょうゆやソースは上からかけずに、小皿に入れて「つけて」食べる**のも減塩になります。

池谷式「心臓にいい最高の食べ方」
2

「ベジファースト」で血糖値を急激に上昇させない

「血糖値」という言葉もずいぶん一般的になりました。

血糖値は血中の糖分（ブドウ糖）のことですが、すでに述べたように**高血糖の状態が続くと血管が傷ついてしまい、動脈硬化の原因**となります。**糖尿病のリスクも上昇**します。

これを防ぐためにも**「血糖値がバーンと急上昇する食べ方をしない」**ことが大事です。

そのためには、なんといっても**「食べる順番」が大切**です。

血糖値を上げるのはパンやご飯などの「糖質」ですが、たとえば同じ50グラムの糖質を食べる場合でも、野菜を先に食べる**「ベジファースト」で血糖値の急上昇を防ぐことができる**のです。

その理由は、野菜の食物繊維に含まれる**「GLP-1（ジーエルピーワン）」**という物質。

これは、通称**「やせホルモン」**と呼ばれ、**食欲を抑えるとともに食後の血糖値の急上昇を抑えてくれる強い味方**なのです。

とはいえ、「ベジファースト」が難しい場合もあると思います。

その場合は、**豆乳などの大豆製品を先に食べる「ソイファースト」でもＯＫ**。

大豆も食物繊維が豊富な食品なので、血糖値の急上昇を防いでくれます。

また**大豆は、たんぱく質も豊富**。満腹感を高めてくれるので、**炭水化物の食べすぎを防止する**効果も期待できます。

出先で急に「ラーメン」や「立ち食いそば」を食べることになったという場合は、コンビニで**「野菜ジュース」「トマトジュース」「豆乳」を調達して先に飲んでおくといい**

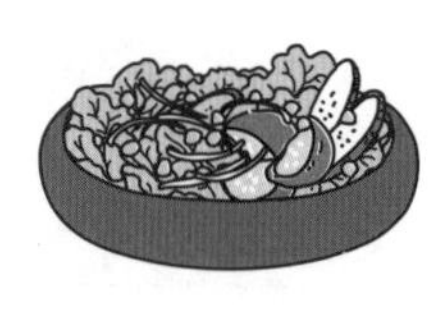

でしょう。できるだけ甘みの少ないもの、糖質の低いものを選んでください。

それから「食後の高血糖」を抑えるには、前述したように**食後30分以内に軽くウォーキングする**のもおすすめです。食後の30分以内は、血糖値が上がりやすい時間帯だからです。また、食後の高カカオチョコレートも効果があります。

池谷式「心臓にいい最高の食べ方」3

ストレスをためない「ゆる糖質オフ」を心がける

前項とも関連しますが、血糖値を急上昇させないためには、**「糖質のとりすぎ」**そのものにも注意したほうがいいでしょう。

「糖質のとりすぎ」は肥満、高血圧、糖尿病と、さまざまなリスクを引き上げてしまいます。

だからといって、**「極端な糖質制限」もNG**です。糖質（ブドウ糖）はエネルギー源なので、適度に食べることは大事です。

そこで私は、いわゆる**「ゆる糖質オフ」**を推奨しています。

糖質は、どうしてもとりすぎになりやすいものです。なぜなら**糖質・甘みは脳内の快楽物質と呼ばれる「ドーパミン」を活性化させ、麻薬のような依存性をもたらす**といわれているからです。

チョコレートなどのスイーツを食べはじめたら、なかなかやめられず、結局食べすぎてしまった、という経験はありませんか? これは**糖質(と脂質)が脳内で快楽をもたらしている**からです。

甘いものを食べると、血糖値が急激に上がります。

それを下げるためにインスリンが多量に分泌されるため、今度は急激に血糖値が下がります。**血糖値の急激な上昇・下降が起こる**わけです。

血糖値の大きな落差は、メンタルを不安定にして、イライラや集中力の低下の原因となってしまいます。

だから**糖質はできるだけ抑えつつ、「満腹感の得られる食べ方」をすることが重要**なのです。

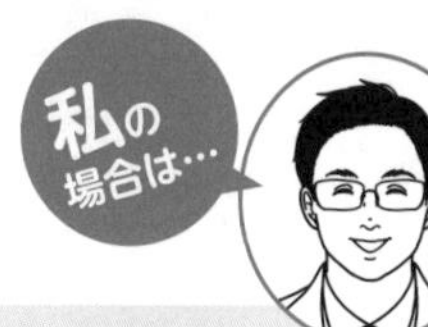

わが家で日々実践する「ゆる糖質オフ」生活の中身

まずはざっくり、ご飯やパン、麺類などの炭水化物の量を半分に減らし、その分だけ野菜、肉、魚、大豆製品、海藻、きのこなどを増やしてしっかり食べましょう。

主食を減らした分、物足りなさを感じないように、副菜を増やして全体量を減らさないことがコツです。

わが家もずっと「ゆる糖質オフ」生活を続けています。

ラーメンは麺を半分にして、モヤシやきのこ、キャベツなどで「かさ増し」し、煮卵、チャーシュー、ブロッコリースプラウトなど**具だくさんにすれば十分満足**できます。同じようにチャーハンをつくるときも、ご飯をグッと少なめにして、野菜ときのこで「かさ増し」します。

白米を食べるときも、巻末の「特別付録」で紹介する**もち麦か蒸し大豆でかさ増し**すれば、満足感が得られます。

カレーを食べるときは、糖質・脂質の多い市販のルーを使わずにスー

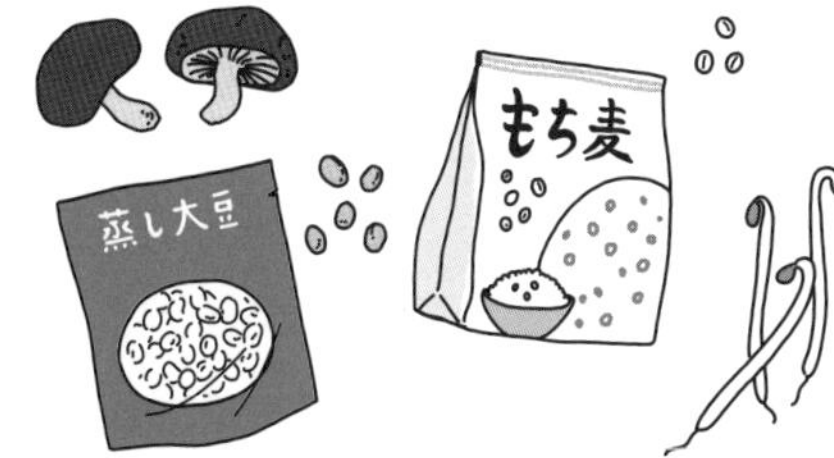

プカレーにして、**「かさ増しご飯」**で食べれば、非常にヘルシーです。

近年は、大豆やこんにゃくを使った低糖質の麺類のほか、低カロリーの雑炊や麺類も売り出されています。物足りないのであれば、これに「蒸し大豆」を入れて「かさ増し」して食べれば、お腹も十分満足できます。

最近は低糖質、低カロリーの食品もいろいろ種類が増えて、おいしいものが出ています。**温めたりお湯を注いだりするだけで、すぐ食べられるといった手軽さも魅力**です。

いくつか試してみると、自分の好みのものが見つかるかもしれません。

Dr.池谷のココがポイント!

20

「減塩」は「香味野菜」「スパイス」「調味料の工夫」で。「ベジファースト」と「ゆる糖質オフ」でストレスをためない!

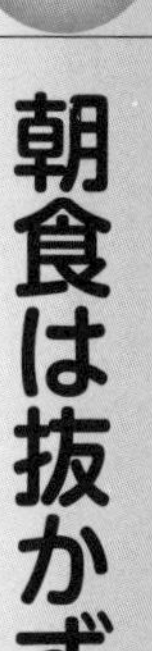

朝食は抜かずに必ずとる！

前述のように**「朝の過ごし方」は、心拍数を上げないためにとても重要**です。

なかでも**朝食は非常に大事なので、必ずとりましょう。**

朝食を抜くのはＮＧです。理由は２つあります。

まず、**朝食を抜くと、午前中、空腹感からイライラして「交感神経」が高まってしまいます。**

それに、お腹が空いて「お昼はまだかな」と気にしていたら集中力も落ちて、勉強や仕事のパフォーマンスが下がってしまいますよね。

自律神経を整えるためにも、朝食は重要です。

もうひとつは**朝食を抜くと、昼食後の血糖値がガツンと上がってしまう**ことです。

血糖値が急上昇すると、インスリンがたくさん出て、急下降します。

すでに述べたのでおわかりと思いますが、これは**血管を傷つける大敵**。

朝食をとらないと「低血糖」の状態が長く続くので、体は「インスリン拮抗ホルモン」

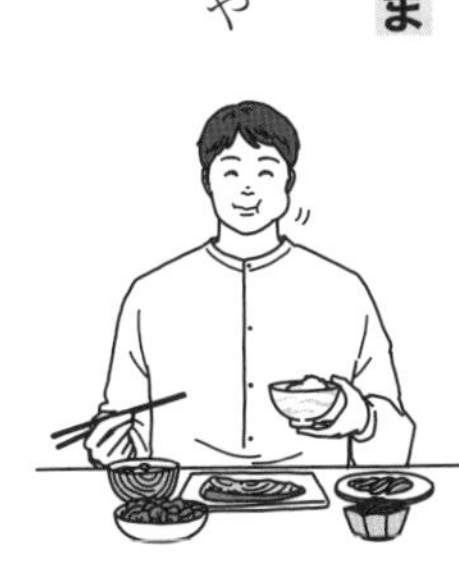

という、血糖値を上げるホルモンを分泌します。そこに昼食をとると、いつも以上に血糖値が上がりやすくなるわけです。

朝食をとらない分、お昼にたくさん食べてしまう可能性もあり、それもあわせて気をつけたいところです。

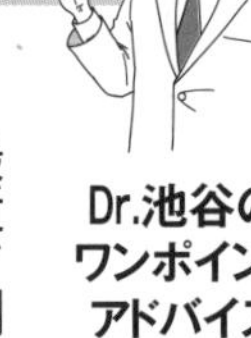

Dr.池谷のワンポイントアドバイス

▼「プチ断食ダイエット」は危険!?

最近、朝食を抜く「プチ断食ダイエット」「16時間断食ダイエット」が流行っています。

「朝食を欠食することで内臓を休ませる」「1日の摂取カロリーが減ってダイエットにつながる」ということのようです。

また空腹時間が長いと**「サーチュイン（長寿）遺伝子」**がオンになって健康にいい、長生きができるという意見もあります。しかしこれは何も**「断食」をしなくても、食事量を減らしたって同じ**なのです。

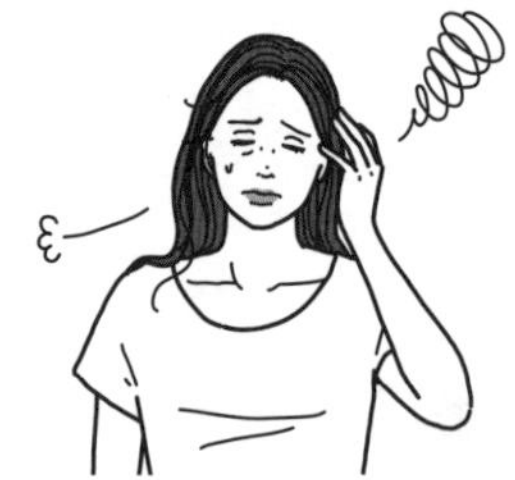

サルの実験で、カロリーを制限したグループと通常の食事を与えたグループとでは、カロリー制限をしたグループのほうが病気のリスクが少なく長生きしたという有名な実験があります。これはカロリー制限であって「断食」をさせたわけではありません。

要は**「腹八分目」を守っていれば、常に「サーチュイン遺伝子」は軽くオンの状態になっている**のです。

朝食を抜くと、かえって肥満になるというデータも出ているほか、**「脳心血管系疾患」になるリスク**を高めたり、**糖尿病を悪化**させたりするという報告もあります。

「朝食を抜くだけのラクラクダイエット」といいますが、こういう**リスクをはらんでいる**ことをご理解いただきたいと思います。

「交感神経の緊張」や病気のリスク、午前中のモチベーションなど、**トータルで考えると、健康にはよくない**ということになってしまいます。

結論として、**朝食はとったほうが心臓のためにはもちろん、健康のためにも仕事や勉強のパフォーマンスのためにもいい**ということになります。

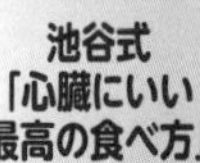

「胃腸のリセット食」で心臓をいたわる

「『心臓の健康』のためにも朝食は必ずとりましょう」と述べましたが、「朝は食欲がない」「胃の調子がよくない」という理由で朝食が食べられない人もいると思います。

私もかつては胃弱に悩んだひとりですから、気持ちはよくわかります。

そこで開発したのが**「胃腸のリセット食」**です。

詳細は、拙著『人生は「胃」で決まる！　胃弱のトリセツ』（毎日新聞出版）で紹介していますが、その正体は**「半熟卵入りのおかゆ」**。**半熟卵とおかゆが、とても消化にいい**のです。

半熟卵は温泉卵でもＯＫです。塩気が欲しかったら、梅干しを少し混ぜてもいいでしょう。

朝食が食べられないときは、野菜ジュースやニンジンジュースを飲むという人も多いのですが、ジュースは冷たいし、食物繊維も含まれているので、人によっては胃腸に負担がかかることも考えられます。

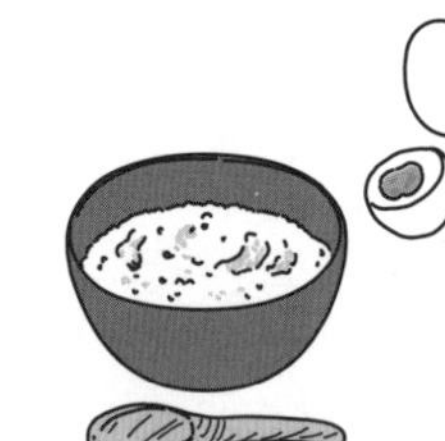

「リセット食」は夜食べてもOK！

「朝は食欲がない」「食べられない」という人は、夜食べすぎていたり胃が休まっていなかったりします。

胃腸は**「蠕動運動」**といって伸び縮みすることで消化活動を行っています。

食後は、消化のための胃の「蠕動運動」が起こりますが、就寝中には「大蠕動」と呼ばれる大きな収縮が繰り返されて、胃の中身を空っぽにします。

こうして、**胃は朝の食事を快適に受け入れる用意を整える**ようになっているのです。

ところが就寝前に食事をすると、胃は就寝中に消化のための「蠕動運動」に追われて、「大蠕動」によるリセットができなくなってしまいます。**夜遅めの食事をした翌朝に食欲がなくなったり、食後に不快感が生じたりする**のは、このような理由からなのです。

そこで私は**夕食にもこの「胃のリセット食」**をおすすめします。

消化にいいおかゆのため、腹持ちはちょっと悪いのですが、夜は早々と寝てしまえばそれほど気になりません。

夕食が低カロリーで済むため、**かなりのダイエット効果が期待**できますが、栄養不足が気になる人は、昼の食事をバランスよく、しっかり食べてください。

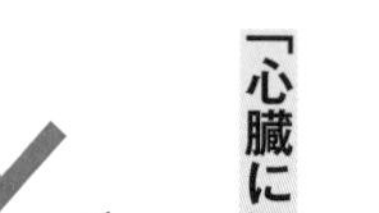

Dr.池谷のココがポイント！

21

朝食を抜く「プチ断食」はリスクも高いのでＮＧ！「胃腸のリセット食」になる「半熟卵入りのおかゆ」はおすすめ！

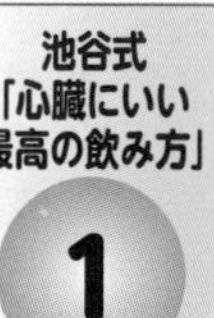
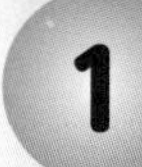
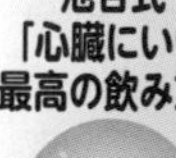
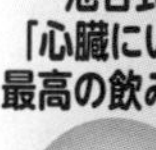

池谷式「心臓にいい最高の飲み方」1

心臓にいいお酒の飲み方もある！

「心臓にいいお酒の飲み方」についても述べておきましょう。

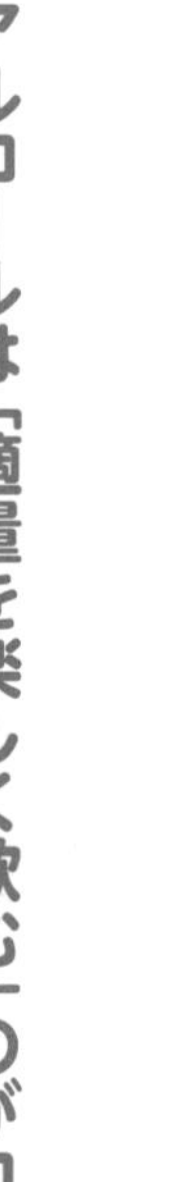

✔ アルコールは「適量を楽しく飲む」のがコツ

アルコールは量が多すぎるとＮＧなのは、前述したとおりです。

しかし、リラックス効果から**自律神経にもいい作用を及ぼし、適量であれば「交感神経の緊張」を和らげて、末梢血管を開いて血流をよくし、「心臓の健康」にプラスに働く**可能性もあります。

事実、これを裏付ける調査研究もあります。

下の図を見ると、**男女とも１日平均10グラム以上、20グラム未満（日本酒１合未満）の飲酒者は、お酒を飲まない人、より多く飲む人の中で最も死亡リスクが低く**なっています。

では、適量とはどのぐらいの量でしょうか。

それは１日平均純アルコールで約20グラム程度（女性はこの半分）とされています。**ワインなら１日２杯（女性は１杯）**です。

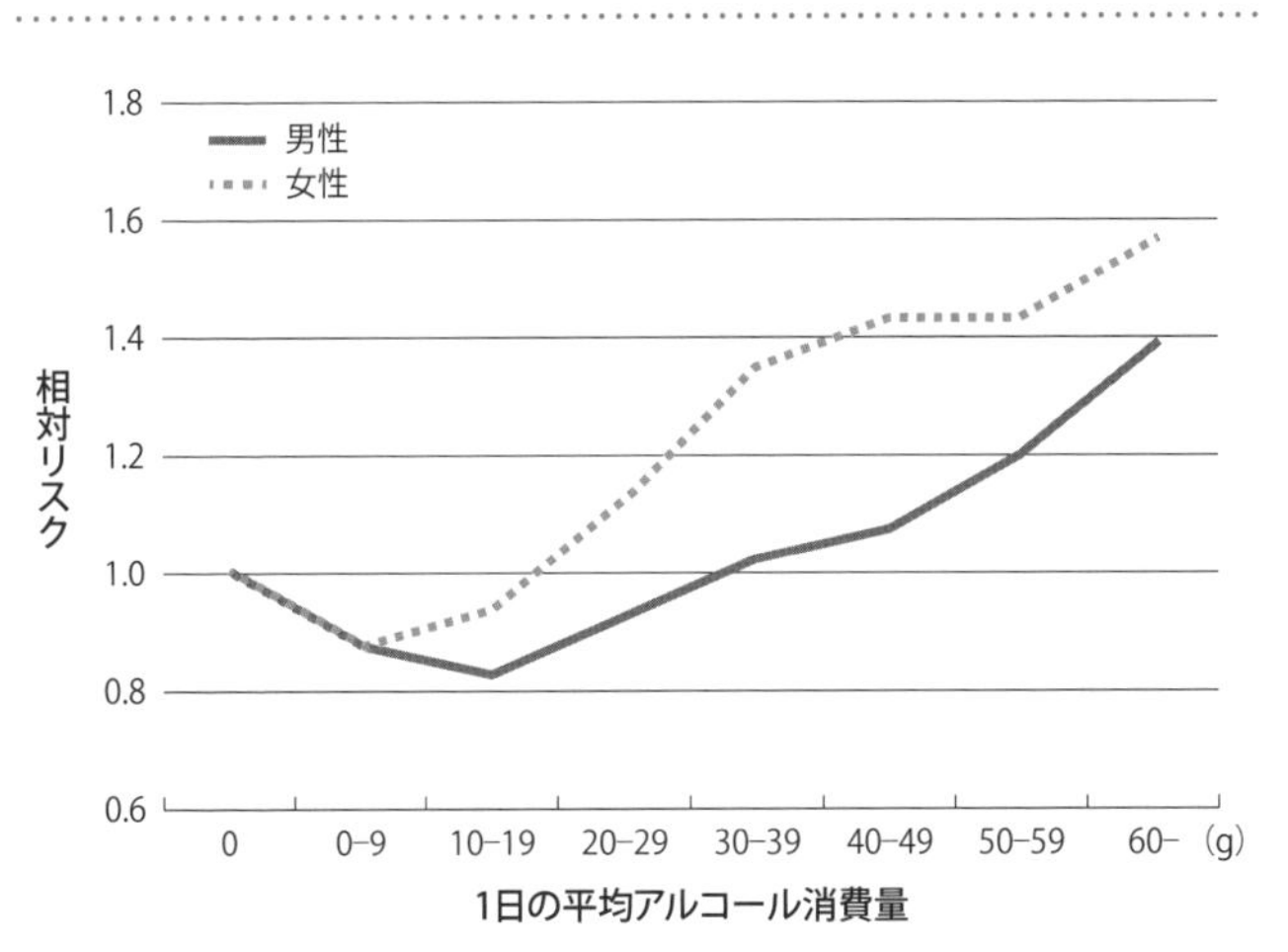

（出所）厚生労働省　第19回アルコール健康障害対策関係者会議
（資料6）アルコール健康障害にかかる参考資料

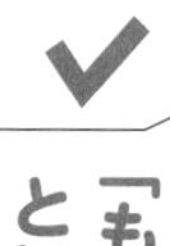

「もっと飲みたい！」という人には……

「1日ワイン1杯では飲んだ気がしません。どうにかなりませんか！」

お酒好きの女性にこのように抗議（？）されてしまったことがあります。

しかし、私も医師という立場上、「それならば、じゃんじゃん飲んでください」とはちょっと言えません。

しかし、健康診断で血液データに異常が出ていなくて、太っていなくて、かつ胃腸の調子もいいというのなら、**たまにはちょっとくらい多めに飲んでもいい**のではないかとも思います。飲めないストレスをためるよりも、ずっと体にいいの

▶ お酒の適量

種類	適量
ビール	中ビン1本程度
日本酒	1合程度
焼酎	半合強
ワイン	グラス2杯程度
ウイスキー	ダブル1杯程度
ブランデー	ダブル1杯程度

※女性はこの分量のおよそ半量が適量とされています
（出所）日本高血圧学会『高血圧治療ガイドライン』より

ではないでしょうか。

当院にも、お酒が大好きな女性スタッフがいるのですが、血液データではまったく異常がないし、全然太っていません。いつもすごく元気で二日酔いもしないそうです。おそらくアルコールの分解能力が高いのでしょう。

とはいえ、**飲みすぎにはくれぐれも注意**です。

おつまみやシメの食事に気をつければ「お酒は太らない」！

私もお酒は嫌いではなく、夕食のときは必ず飲みます。

以前はウイスキーをよく飲んでいましたが、最近はレモンサワーやビールがお気に入りです。ビールは旨味があっておいしい、国産の白ビールが好みです。妻は赤ワインが好きで、帰宅後、料理をしながら早くも飲んでいたりします。

付き合いで飲むときは、たまには私も飲みすぎてしまうこともあり、そんなときには翌日はセーブしています。

「お酒で太りませんか?」と聞かれますが、**つまみやシメの食事にさえ気をつければ、それほど太ることはありません。**

アルコールは体内に入ると全部燃えてしまう「**エンプティカロリー**」なので、**お酒だけで太ることはあまりありません。**大酒飲みの人に限ってやせていたりするのは、飲むだけで、つまみや料理をほとんど食べないからです。

だから、**お酒は適度に飲んで、つまみや料理は低糖質、できれば低カロリーのものを選べばＯＫ**なのです。

Dr.池谷の
ココが
ポイント!

22

アルコールは適量なら、リラックス効果があり、自律神経にもいい。おつまみやシメの料理に気をつければ、お酒は太らない!

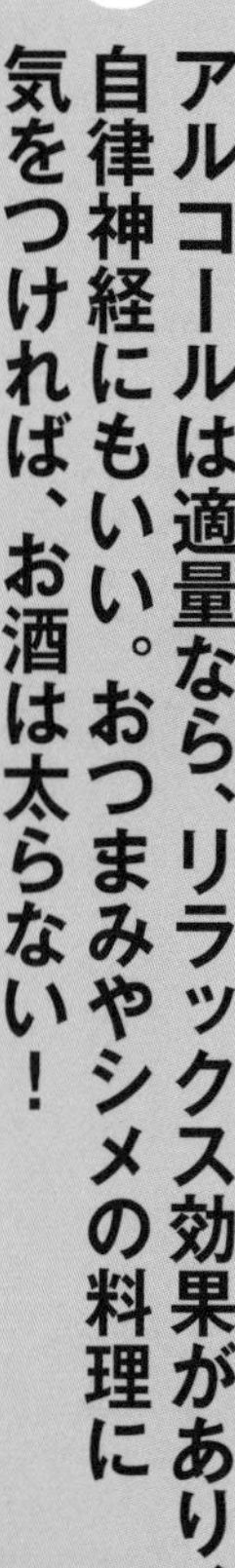

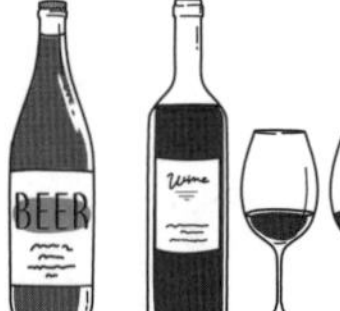

第4章

おいしく食べて心臓をサポート！

心臓を元気にする「10大スター成分」はこれだ！

おいしく食べて、心臓を元気にする！「10大スター成分」を一挙公開

この章では「心臓の健康」を守る**「池谷式食事法」**を紹介していきます。

池谷式食事法に欠かせないのは**「『心臓の健康』を守る成分」の摂取**です。

それは、**「LTP（ラクトトリペプチド）」「GABA（ギャバ）」「ケルセチン」「EPA（エイコサペンタエン酸）・DHA（ドコサヘキサエン酸）」「リコピン」「スルフォラファン」「食物繊維」「葉酸」「カカオポリフェノール」「赤ワインポリフェノール（レスベラトロール）」**の10種類です。

この10種の成分は**「『心臓の健康』を守る『スター成分』」**と言っても過言ではありません。

順に紹介していきましょう。

10大スター成分 1

LTP 血圧を下げて血管年齢を若返らせ、動脈硬化を防ぐ！

LTP（ラクトトリペプチド）は、チーズ、米麹などに含まれる成分。

少し専門的な話になりますが、血管の内側に張り巡らされた「血管内皮細胞」は、障害を受けることによって動脈硬化が進行します。血管内皮機能は、血流依存性血管拡張反応（FMD）検査で評価されます。

血圧を測定する際に腕に巻くカフで腕を締めたあとに、その圧迫を解除すると、血流が増大します。この血流の刺激により、血管内皮細胞からはガス状の血管拡張物質である一酸化窒素（NO）が放出されて、末梢血管が拡張します。**末梢血管がどれだけ拡張したかを表すのがFMD**で、血管内皮機能が低下しているとFMD値が低下します。

「LTP」には血管内皮細胞を正常に保つ作用があり、末梢血管をしなやかに開いて高めの血圧を下げる効果があることが、血圧が高めの中高年の人を対象としたFMDを用いた研究で明らかになっています。

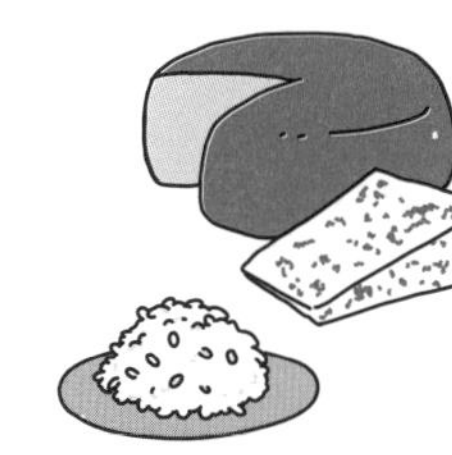

また**「LTP」には、血管年齢を若返らせて動脈硬化を予防するなどの効果も期待できます**。

★**LTP**を多く含む食品

チーズ（ブルーチーズ、ゴーダチーズ）、米麹など

心臓を元気にする「10大スター成分」

10大スター成分 2

GABA ストレスを軽減するだけでなく、じつは血圧も下げてくれる！

「GABA」とは**「γ（ガンマ）-アミノ酪酸」**（gamma-amino butyric acid）のことで、アミノ酸の一種です。最近ではチョコレートやコーヒーなどの食品に使われているので、ご存じの人も多いことでしょう。

よく知られているのは**「ストレスを和らげるリラックス効果」**ですが、**「血圧を下げる効果」もある**のです。「交感神経」を鎮めるほか、血管を収縮させるノルアドレナリ

ンの作用が抑制されることで血管が弛緩し、血圧が下がると考えられます。

★GABAを多く含む食品
チョコレート、トマト、納豆、大豆、きのこ類、発芽玄米、バナナなど

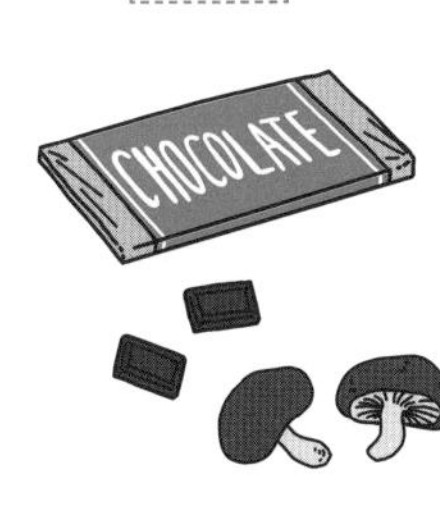

心臓を元気にする「10大スター成分」

10大スター成分 3

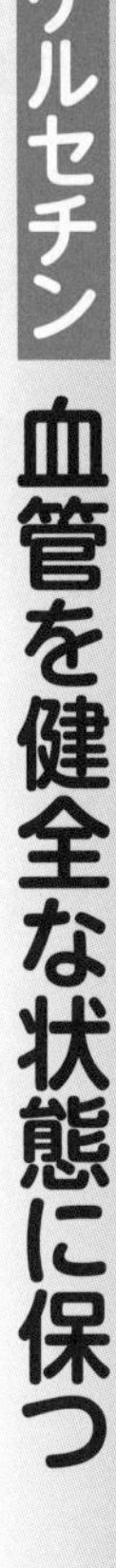

ケルセチン　血管を健全な状態に保つ

「ケルセチン」は野菜や果物、とくに玉ねぎの表皮に多く含まれる**「ポリフェノール」の一種**です。黄色くて、やや苦みがあるのが特徴です。

「抗酸化作用」があり、血管内皮細胞の酸化によるダメージを防ぎ、血流をよくして血圧を下げる働きがあると考えられます。

「ケルセチン」には、このほか**コレステロール値を低下させる作用、抗アレルギー作用、体脂肪を低減させる作用もある**とされます。

★ **ケルセチン** を多く含む食品

玉ねぎ、アスパラガス、緑茶など

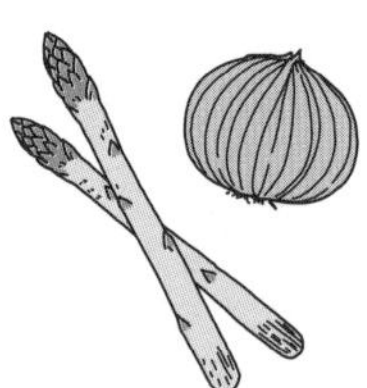
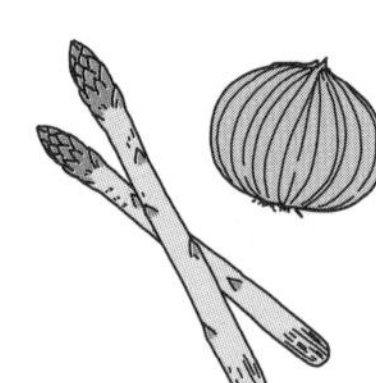

10大スター成分 4

EPA・DHA 「心臓の健康」といったらコレ！

アジやサバなどの青魚には**「EPA」**と**「DHA」**が多く含まれています。

「EPA」と「DHA」は、ともに**「オメガ3系不飽和脂肪酸」**という油。人間の体内ではつくられない**「必須脂肪酸」**で、**食事からとる必要があります。**

まず共通の作用としては、ともに**「抗炎症作用」**があること。

「EPA」と「DHA」は同様のものと思われがちですが、働きは少し異なります。

「炎症」というとケガやのどの痛みなどをイメージする人が多いかもしれませんが、体内の「見えない部分」でも炎症は起こっています。

たとえば、**疲労やストレスは「脳の慢性炎症」**といわれていますし、**うつ病や動脈硬化も「体内の慢性の炎症」が関係している**ともいわれています。

「EPA」「DHA」はこれらの炎症を鎮める作用があるため、慢性炎症で進行する**動脈硬化を防いで、心筋梗塞、脳梗塞のリスクを低下させる働きが期待できる**と考えられているのです。

「EPA」「DHA」それぞれの働きは?

「EPA」は、末梢血管をしなやかに開いて、血小板の活性を抑えて血液をサラサラにし、血流をよくしてくれる働きがあります。

一方、**「DHA」は、脳に働きかけて、成長期の脳の発達に寄与し、うつ病や認知症の予防に役立つ**可能性が期待されています。

また**「キレにくい心」をつくる作用もある**そうです。

ストレスがかかるとイライラしてキレてしまう人がいますが、そういった抑え切れない感情を鎮め、**「打たれ強い心」をつくる作用**が期待されているのです。

「EPA」と**「DHA」**は、ともに**血中の「中性脂肪値」を下げ、「超悪玉」とされる「小型のLDL（悪玉）コレステロール」を減らします**。

さらに、**「HDL（善玉）コレステロール」を増やして、動脈硬化の進行を防ぐ**ことに役立ちますが、このような「脂質異常症」に対する作用は、**とくに「DHA」において優れている**という報告もあります。

★**EPA DHAを多く含む食品**

青魚（アジ、イワシ、サバなど）

心臓を元気にする「10大スター成分」

10大スター成分 5

リコピン 血管年齢を若返らせる！

トマトなどに含まれる赤い色素**「リコピン」**は、非常に強い**抗酸化作用**があります。

その効力は**「β-カロテン」の2倍以上、「ビタミンE」の約100倍**といわれるほど。

この強力な抗酸化作用によって**血管内皮細胞を酸化ダメージから守って、動脈硬化を防いでくれます**。また、**血流をよくして血圧を下げてくれます**。ほかにも**血糖値の抑制や肥満を予防する効果もある**とされます。

ちなみに「リコピン」とは、ギリシャ語由来でトマトの学名の一部ですが、トマト以外の食品にも含まれています。

★リコピンを多く含む食品

トマト、金時人参、すいか、柿、あんず、パパイヤ、マンゴーなど

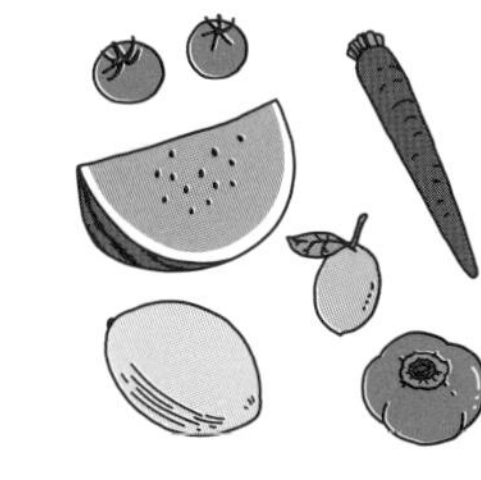

心臓を元気にする「10大スター成分」

10大スター成分 6

スルフォラファン「最強の抗酸化作用」があり、肥満にも効く！

「スルフォラファン」は、ブロッコリーなどアブラナ科の植物に含まれる成分で、多くの健康増進効果が報告されています。

その中で「心臓の健康」にとってうれしい効果は次の2つです。

❶非常に強い抗酸化作用

ひとつは**非常に強い抗酸化作用**です。抗酸化力という意味ではもう「最強」といっていいほどです。高い抗酸化力で、**血管内皮細胞を酸化によるダメージから守り、動脈硬化の進行を抑える効果**が期待されているのです。

❷肥満の改善効果

もうひとつは**肥満の改善効果**です。

脂肪細胞には、**エネルギーをため込む「白色脂肪細胞」**と、**脂肪を燃焼する「褐色脂肪細胞」**がありますが、**「スルフォラファン」には「白色脂肪細胞」をベージュ（褐色）化して、脂肪燃焼を促進する可能性がある**ことがわかってきたのです。

内臓脂肪を減らすことで、**糖尿病予防効果**も期待できます。

さらに、高脂肪食に伴う「腸内フローラ」（腸内細菌叢）の乱れを改善して体内の炎症を鎮め、メタボの元凶とされる「インスリン抵抗性」を改善する可能性があることもわかっています。**「腸内フローラ」を正常に保つことは、高脂肪食により増加する内毒素**

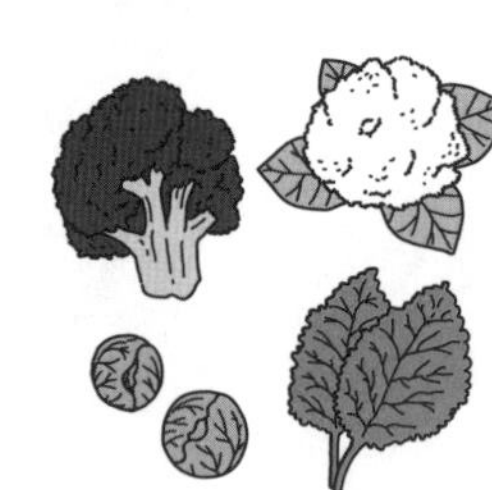

（LPS）の体内への移行を減らし、肝臓や脂肪細胞に生じる慢性的な炎症を抑制することでインスリンの働きを改善し、糖尿病予防に役立つのです。

また、ほかの健康増進効果としては、**抗ピロリ菌作用、がんの予防効果**などもあるとされています。

★**スルフォラファン**を多く含む食品

ブロッコリースプラウト、ブロッコリー、カリフラワー、ケール、芽キャベツなど

心臓を元気にする「10大スター成分」

食物繊維 腸は「第二の脳」！「腸脳相関」で、腸内環境が整うと心臓も整う！

「食物繊維」と「心臓の健康」、一見あまり関係がなさそうな感じがしますが、じつは大いに関係しているのです。

「腸脳相関」という言葉があり、**腸は「第二の脳」**というぐらい、この2つは関係しているとされます。たとえば**「ストレスでお腹を壊した」**という経験はありませんか？これは脳が自律神経を通じて腸に影響を及ぼしているのです。

「相関」というからには逆もあって、**腸内環境をいい状態にしておくことで、ストレスに強くなる**ともいえるわけです。

だから**腸内環境を整えることは自律神経の乱れを防ぐ**ことになり、**ストレスに伴う「交感神経の緊張」を緩和して、「心臓の健康」にもつながる**のです。

腸内環境を整える食べ物はいろいろありますが、まずは**「食物繊維」**です。

とくに**「水溶性食物繊維」**は腸内で善玉菌のエサとなり、発酵されて**「短鎖脂肪酸」**となります。

「短鎖脂肪酸」とは**「酪酸」「プロピオン酸」「酢酸」などの「有機酸」**のことで、とくに「酪酸」は腸上皮細胞の最も重要なエネルギー源であり、**抗炎症作用**など優れた生理的効果を発揮します。

また**「食物繊維」は、糖や脂質の吸収をおだやかにし、コレステロールを吸着して排出する**など、**「肥満」「脂質異常症」「糖尿病」などの予防**にも役立ってくれます。

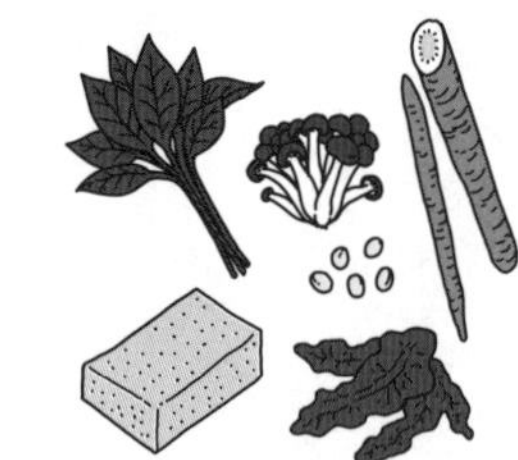

★**食物繊維**を多く含む食品

ごぼう、モロヘイヤ、きのこ類、こんにゃく、豆類、海藻類など

心臓を元気にする「10大スター成分」

10大スター成分

8

葉酸 動脈硬化を予防する注目のビタミン

「葉酸」は「ビタミンB群」の一種で、「ビタミンB_{12}」とともに働いて赤血球をつくるため、**「造血のビタミン」**とも呼ばれます。

妊婦さんにとっては、おなじみのビタミンかもしれません。

「葉酸」は細胞の分裂や成熟に関係するので、**とくに胎児にとっては重要な成分**となるため、妊娠前から産後にかけて摂取することがすすめられるからです。

そしてこの「葉酸」、じつは**「心臓の健康」にも非常に重要なビタミンであることが最近の研究でわかってきている**のです。

キーワードは**「ホモシステイン」**というアミノ酸にあります。この**「ホモシステイン」が、動脈硬化の原因となっているのではないか**と考えられているのです。

「葉酸」は「ビタミンB12」とともに**血中の「ホモシステイン」の量を低下させ、動脈硬化を予防する効果が期待される**のです。

また国内のいくつかの研究で、**「葉酸」をしっかり摂取することで動脈硬化を防ぎ、虚血性心疾患と心不全が半減した**というデータも出ています。

★葉酸を多く含む食品

レバー類、海藻類、海苔、大豆、納豆、チーズ、ヨーグルト、ブロッコリー、えだまめ、パセリ、アスパラガス、ほうれん草、アボカドなど

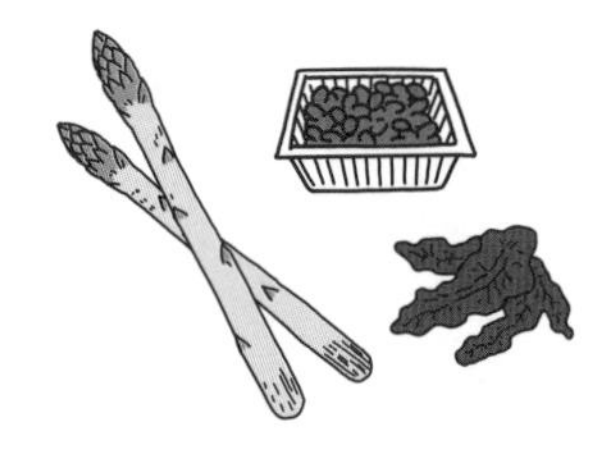

Dr.池谷のココがポイント！

23

腸が整うと、心臓も整う！ ストレスに強くなる！「スルフォラファン」「食物繊維」「葉酸」を意識してとろう！

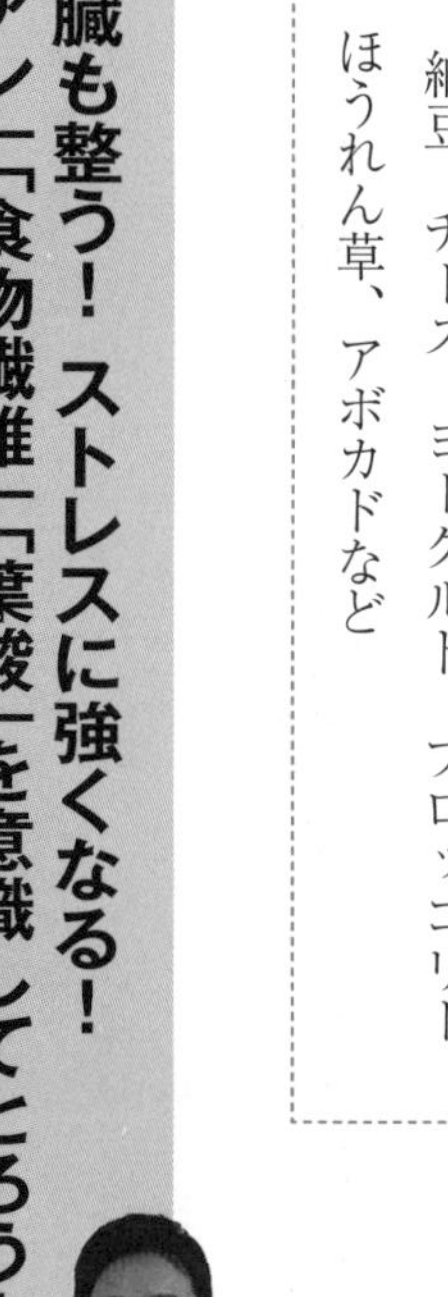

10大スター成分 9

カカオポリフェノール 血糖値を下げて、肥満、動脈硬化を防ぐ！「やせホルモン」の分泌も促進！

「カカオポリフェノール」は、主に、「エピカテキン」「カテキン」と「プロシアニジン」（エピカテキンやカテキンがいくつか結合した化合物）からなります。

「カカオポリフェノール」には優れた抗酸化作用があり、**血管内皮機能を改善して動脈硬化を防ぎ、冠動脈の血管拡張を引き起こして心臓病を予防する効果**が期待できます。

また、**「プロシアニジン」は、小腸からの「やせホルモン」とも呼ばれる「GLP-1」の分泌を促進する作用がある**ことがわかっています。GLP-1は、**膵臓からのインスリンの分泌を促進して高血糖を防ぐとともに、脳の視床下部に作用して食欲を抑えることで肥満の防止にも役立ちます**。

さらに**「GLP-1」は、血管内皮からのNOの（一酸化窒素）分泌を促して血管をしなやかに開き、高血圧の予防効果**も期待できるのです。

また骨格筋において、糖輸送担体4型（GLUT4）を細胞膜上へと移行させ、筋組織中への糖取り込み量を増加させることも確認されており、**糖代謝を改善する働きがある**こともわかってきています。

事実、食後に86％の高カカオポリフェノールチョコレート（5g／個）を3個食べる人の試験において、食後の高血糖を抑える効果があることが確認されています。

★カカオポリフェノールを多く含む食品

高カカオチョコレート、ココア、シナモン、黒大豆、りんご、グレープシードなど

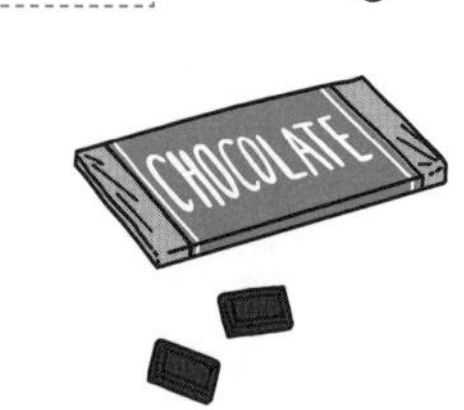

心臓を元気にする「10大スター成分」

赤ワインポリフェノール
抗酸化作用で「血管内皮機能」を改善

フランス人は、肉などの飽和脂肪酸が豊富に含まれる食事を多く摂取しているにもかかわらず、冠状動脈性心疾患の発症が少ないことがわかっています。

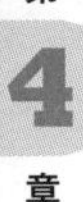

この一見矛盾した状況は**「フレンチパラドックス」**として知られていて、そのカギとなるのは**赤ワインに含まれるポリフェノール「レスベラトロール」**であると考えられています。

動脈硬化は、血中に「悪玉コレステロール」と呼ばれるLDLが増え、これが酸化されることでコレステロールが血管壁に付着して起こります。

いままでは多くの研究によって、**赤ワインに含まれる「レスベラトロール」がLDLの酸化を防いで動脈硬化の進行を抑え、血管をしなやかに保つ**ことが明らかとなり、フレンチパラドックスの謎は解き明かされました。

さらに、**「レスベラトロール」は動脈硬化の進んだ2型糖尿病患者でも抗動脈硬化作用を発揮する**ことが報告されています。

そして近年、お酒の飲めない人にもうれしい研究結果が日比野佐和子医師らによって報告されました。

研究では、健常者に対し「レスベラトロール」を含有する赤ワインエキスの粉末を1日当たり400mg（「レスベラトロール」として20mg）、12週間摂取しつづけてもらい、血管内皮機能の指標であるFMD値の変化を比較しています。その結果、**赤ワインエキス末の摂取で血管内皮機能が改善して、血管がしなやかになった**というのです。

ノンアルコール赤ワインの種類も豊富になってきており、ワインリストに載せるレストランも増えてきました。わが家でも、食事とともに赤ワインを楽しんでいます。

★**赤ワインポリフェノール**を多く含む食品

赤ワイン、ノンアルコールの赤ワイン

Dr.池谷の
ココが
ポイント!

24

疲労やストレスは「脳の慢性炎症」。「スター成分」を取り入れ、「打たれ強い心」をつくろう!

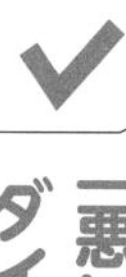

「悪い油」は、心臓を養う冠動脈にダイレクトに悪影響を与える!

「心臓の健康」にいい「10のスター成分」を紹介してきましたが、今度は逆に「心臓によくない食べ物」についても触れておきましょう。

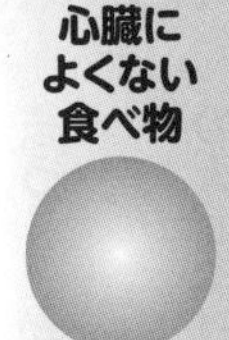

肉の脂身、乳製品、サラダ油……何気なくとっている油が、じつは心臓を疲れさせている!?

「心臓によくない食べ物」、これはもう結論は決まっていて、**「塩」**と**「油（脂質）」**です。塩分のとりすぎの害についてはすでに述べたとおりなので、ここでは油についてお話しします。

脂質は体内において「細胞膜」をつくる大事な栄養素ですが、**「悪い油」を大量に摂取してしまうと、血管にダイレクトに悪影響を及ぼします**。

では**「避けるべき悪い油」**とはどんなものでしょうか。

油は**「飽和脂肪酸」**と**「不飽和脂肪酸」**に分けられますが、**注意したいのは「飽和脂肪酸」**のほう、具体的には**肉の脂身、ラード、乳製品の脂肪分など**です。

これらは、とりすぎると「悪玉コレステロール」や「中性脂肪」を増やし、冠動脈の動脈硬化を進めて**虚血性心疾患のリスクを上げてしまう**のです。

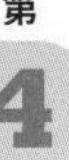
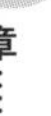

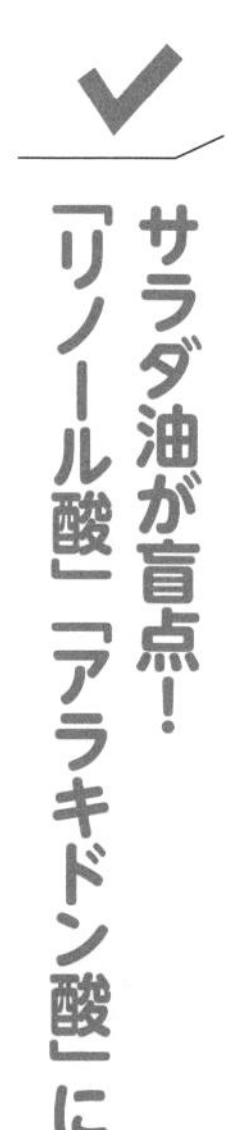

サラダ油が盲点！「リノール酸」「アラキドン酸」に要注意

「不飽和脂肪酸」は、さらに**「オメガ6系不飽和脂肪酸」**と**「オメガ3系不飽和脂肪酸」**などに分類されます。

「オメガ3系不飽和脂肪酸」の代表が、前述の「スター成分」である「EPA」「DHA」です。またしそ油、えごま油、亜麻仁油などにも**「オメガ3系不飽和脂肪酸」**は多く含まれます。

一方、**「オメガ6系不飽和脂肪酸」**には**「リノール酸」「アラキドン酸」**などがあります。「リノール酸」は体内で**「アラキドン酸」**に変換されます。

気をつけたいのが、この「アラキドン酸」です。

「アラキドン酸」はとりすぎると体内で炎症を引き起こし、動脈硬化を進行させてしまうことがわかっています。

かつて「リノール酸」は体にいいとされ、摂取が推奨されましたが、いまは**ほとんどの人が「リノール酸」が過剰であり、その摂取を控えめにすべき状態**にあります。

「リノール酸」が多く含まれるのは、紅花油、コーン油、大豆油、ごま油など。

とくに多くの人にとって盲点なのが、これらの油を使ったサラダ油です。

サラダ油は家庭で調理にも使われるほか、外食や冷凍食品、お惣菜にもたっぷり使われていますが、くれぐれもとりすぎには注意しましょう。

できれば調理にもオリーブオイルを使おう

では、調理にはどんな油を使えばいいかというと、私は**オリーブオイル**をすすめています。

オリーブオイルは「アラキドン酸」のもととなる「リノール酸」の含有率が少ないからです。

オリーブオイルには抗酸化作用がありますが、開封後2カ月以上経過すると酸化が進んでしまうので、**早めに使い切る**ようにしましょう。

それからドレッシングなど、**加熱しない場合は「オメガ3系不飽和脂肪酸」のえごま油や亜麻仁油**をおすすめしています。

これらは熱に弱いので、調理には向きません。生（非加熱）で食べましょう。

動脈硬化の原因
「トランス脂肪酸」「過酸化脂質」にも注意！

これら油の種類とは別に、注意したい油が**「トランス脂肪酸」**と**「酸化した油」**です。**「トランス脂肪酸」は油を生成・加工する過程でできてしまうもので、動脈硬化の原因となる**とされています。

ほかにも、**スナック菓子、カップラーメン、ショートケーキ、ファストフード、菓子パンなどの加工品にも含まれている**可能性があります。**マーガリン、ショートニングなどに多く含まれます**。

それから、**どんな油でも気をつけたいのが「酸化」**です。

とくに高温の油で揚げたものは油の酸化が進んで**「過酸化脂質」**が発生します。**「酸化した油」は、体内においてもまわりの脂質を酸化させてしまう**ため、**血管にダメージを与え、動脈硬化を促進**してしまいます。

よく**「揚げ油は何度も使ってはいけない」**といいますが、あれは何度も使うことで油の酸化が進むからです。「揚げ物」はそうでなくても高カロリー、高脂質になりがちです。「心臓の健康」を考えるなら、あまり頻繁に食べるのは禁物です。

心臓にいい油

しそ油、えごま油、亜麻仁油
オリーブオイルなど

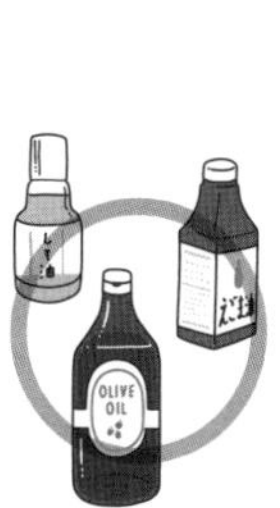

心臓に悪い油

肉の脂身、ラード、乳製品の脂肪分など
マーガリン、ショートニングなど（トランス脂肪酸）
酸化した油

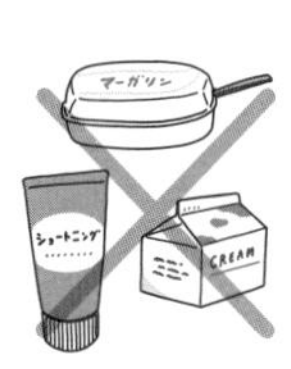

Dr.池谷のココがポイント！

25

心臓に「いい油」「悪い油」を知って、動脈硬化を予防しよう！揚げ物はカロリーが高いので、とりすぎには要注意！

第5章

1日5分！スキマ時間にできて効果絶大！

正しい運動で「心臓の健康」を守る！池谷式「8つの〝脱力〟エクササイズ」（体操&呼吸法）

動脈硬化を防いで「心臓の健康」を守るために、大いに効果が期待できるのが「運動」です。

理由は大きく3つあります。

❶**運動をすると、「心肺機能」（体に効果的に酸素を取り込む力）がアップし、副交感神経が優位になることで安静時の心拍数が減少したり上がったりしにくくなる**

❷**運動はストレスを解消し、末梢血管をしなやかに開くことで血液循環を改善し、動脈硬化の進行を防ぐ**ことに役立つ

❸**運動でメタボを解消し、生活習慣病を予防・改善する効果がある**

このように、**適度な運動は「心臓の健康」に非常に効果的**なのです。

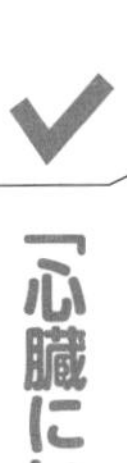

「心臓にいい運動」と「心臓に悪い運動」がある？

「心臓の健康」のために運動が欠かせないとはいえ、本書をここまで読まれた方は、

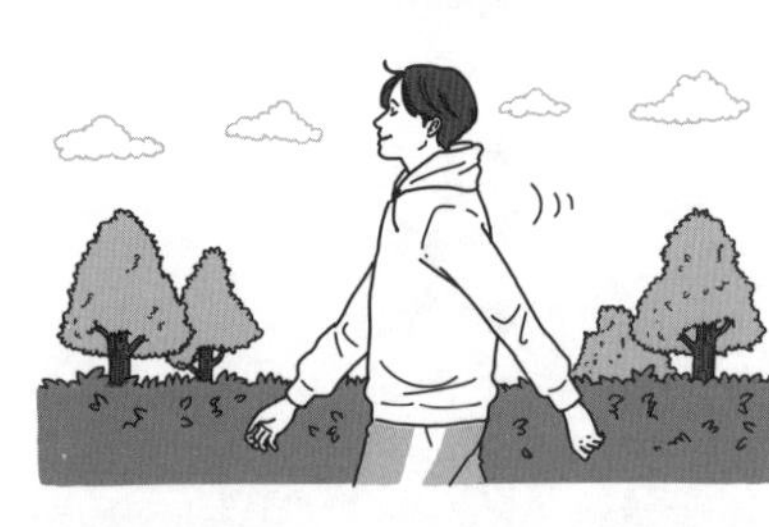

「運動をすると心拍数が増えて、心臓に負荷がかかるのでは？」

と疑問に思うかもしれません。

しかし、**運動は「やり方」次第**なのです。

つまり、**運動には「心臓にいい運動」と「心臓に悪い運動」がある**のです。

「心臓に悪い運動」をしてしまうと、心臓病になりやすくなったり、心臓病のある人はそれを悪化させてしまったりしかねません。

一方で**「心臓にいい運動」**は、前に述べた3つの効果を発揮してくれる運動です。

運動療法は心不全の治療としても採用されているぐらいですから、心機能の維持に役立つことは明白です。

運動が「心臓の健康」にいい理由❶
「心肺の持久力」と「全身の筋力」をアップさせる

「運動することで心肺機能が向上する」というのはよく知られたことだと思います。

「心肺機能」とは、言い換えれば**「心肺の持久力」**で、**心臓や肺の機能に依存する体のスタミナや粘り強さ**のことです。運動をすると肺や心臓の働きが強化され、毛細血管が発達して血流量が多くなり、酸素を取り込んで運搬する能力が高まります。

その結果、**筋肉への長時間のエネルギー供給が可能**となるわけです。

心不全の人では、心臓の収縮や拡張機能が低下していますが、日常生活で感じる息苦しさや運動能力低下の原因は、心臓の機能低下のみならず、筋力の低下にもあると考えられています。

運動は、「心肺の持久力」を高めるとともに「全身の筋力」も強化し、「身体活動量」を増加させる効果が期待できるのです。

運動が「心臓の健康」にいい理由②
自律神経を安定させ、ストレス解消に役立つ

2つめは、**「運動」によるストレス解消の効果**です。

じつは**運動のストレス解消効果は近年、大いに注目**されています。

なぜ運動がストレス解消に役立つのでしょうか?

それを明らかにしたのが『ＮＨＫスペシャル』で放映された**「キラーストレス」**というシリーズです。

「キラーストレス」というのは医学用語ではなく、この番組の造語で**「将来の死因ともなり得る、危険なストレス」**のことだそうです。心臓とストレスの関係を鑑みれば、非常に優れたネーミングセンスだと思います。

この番組では、アメリカの心理学会のすすめる次の**5つのストレス対策**が紹介されています。

❶ストレスの原因を避ける
❷運動
❸笑う
❹サポートを得る
❺マインドフルネス

このうち、❷の運動については、**「少し息があがる程度の早歩きなどの有酸素運動」**を行うことで**「脳の構造が変化し、自律神経（交感神経）の興奮が抑えられる」**とされています。

つまり、**運動によって「脳」が変化することでストレスが解消される**というのです。

ストレスは脳が反応して起こる

いうまでもなく、**ストレスは脳が反応して起こる**ものです。

ネズミを使った実験で、運動をしたネズミと運動をしていないネズミでは、脳の変化が違うことがわかったという研究結果があります。

運動をしているネズミは、運動していないネズミに比べて**「脳の延髄の神経細胞の突起」が半減**しており、運動していないネズミのほうが神経突起が多かったようです。

延髄の神経細胞の突起が多いということは、それだけ情報を過多に受け取ってしまうことになり、**ストレスを感じやすい**ということになるのです。

私たちは運動をすると「気分転換になった」「体を動かしていい気分になった」など、気分的な効果を感じます。

しかしそれだけでなく、**運動によるストレス解消効果には、きちんと科学的な裏付けがある**のです。

運動が「心臓の健康」にいい理由③
やせ細胞「ベージュ化脂肪細胞」を増やす

運動の効果の3つめは**「メタボの予防・解消」**です。

先に述べたように、メタボは動脈硬化を促進させるだけでなく、ストレスにも関わる心臓の「敵」。メタボを解消することは「心臓の健康」にとって非常に重要です。

このメタボの解消のために、大事なキーワードがあります。

それは**「ベージュ化脂肪細胞」**という言葉です。

じつはこの「ベージュ化脂肪細胞」は、近年**「太りにくい体質の要」**として非常に注目されているのです。

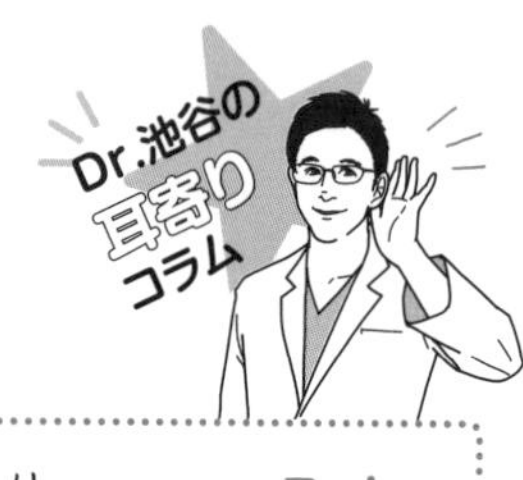

太りにくい体質の要「褐色(ベージュ化)脂肪細胞」とは?

脂肪細胞には2種類あって**「白色脂肪細胞」**と**「褐色脂肪細胞」**があります。

「白色脂肪細胞」は、エネルギー源として脂肪をため込む細胞です。皮下脂肪や内臓脂肪は、主に「白色脂肪細胞」でできています。

一方、**「褐色脂肪細胞」は取り込んだ脂肪を燃焼させる働き**をもちます。**「熱生産脂肪組織」**とも呼ばれ、子どものころは誰もが多くもっていて、大人になると減っていきます。

とはいえ個人差があって、大人になってもたくさん「褐色脂肪細胞」をもっている人はいます。よく**「大食家なのに全然太らない人」**がいますよね。そういう人は、この「褐色脂肪細胞」が多い傾向にあります。

じつは、うちの妻もまさにそのタイプで、どれだけ食べてもちっとも太りません。

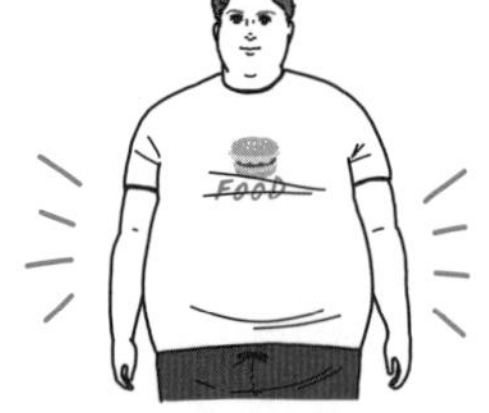

彼女は冬でも背中がかなり熱いのですが、**「褐色脂肪細胞」は背中や首のまわりに多く分布しているから**だと思います。

ここでどんどんカロリーを燃やして消費してしまうようなのです。

「うらやましい体質」になる簡単な方法とは？

右のコラムの話をすると、みなさん「その体質がうらやましい！　自分も『褐色脂肪細胞』が欲しい！」とおっしゃいます。

そんな人に朗報です。

近年、**「白色脂肪細胞」が「ある刺激」によって褐色脂肪細胞に似た働きをする**ようになることがわかってきたのです。これを**「白色脂肪細胞のベージュ化」**といいます。

そして、それを誘発する「ある刺激」のひとつが**「運動」**なのです。

運動をすることで、**もともと存在する「褐色脂肪細胞」に加えて、「ベージュ化脂肪細胞」が増え、それが増えれば増えるほど「やせやすい体質」になる**のです。

Dr.池谷の
ココが
ポイント!

26 運動が「心臓の健康にいい」3大理由がある。やせ細胞「ベージュ化脂肪細胞」も、運動で増やせる!

「心臓にいい運動」のカギを握る「心拍数」

運動が「心臓の健康」に与える効果がわかったところで、**「では、どんな運動をすればいいのか?」**という話に移っていきましょう。

時々、マラソンやトライアスロンなどで走っていた人が急に倒れる、などということがあります。死亡事故も起こっています。

これなどは、**心臓に大きく負荷をかけすぎた典型**です。

また、体を動かすことでメタボや肥満を解消しようとして、むやみやたらと心拍数を上げて負荷の高い運動をする人が大勢います。これも脂肪燃焼の効率が悪いうえに、心臓に必要以上に負荷をかけてしまう**「悪い運動」**です。

では、**「心臓にいい運動」**とはどんなものかというと、キーワードはズバリ**「心拍数」**です。**心拍数が多くなりすぎず、「適切なレベル」に保たれたとき、運動の効果が発揮される**のです。

あなたは大丈夫？「年齢別最大心拍数」を知ろう

そして、その目安は**「年齢別最大心拍数」**によって決まります。
私たちは運動をすると心拍数が上がりますが、無制限に上がるわけではなく「限界」というものがあります。
それを**「最大心拍数」**といい、これは年齢によっておおよそ決まっています。
それは**220から年齢を引く**ことで簡易的に出すことができます。

最大心拍数＝220 − 年齢

となります。みなさんも自分の「最大心拍数」を出してみてください。
この「最大心拍数」の何パーセントになるかで、運動の強度の目安が決まってきます。
たとえば、個人差はありますが、次のようになります。

最大心拍数の約50〜60%となる運動 ＝ 負荷が軽い運動
最大心拍数の約70〜80%となる運動 ＝ そこそこキツい運動

ちなみに、**「有酸素運動」といわれるのは「80%以下」の運動**です。

「心臓にいい運動」をまとめると……

目的別に見た「心臓にいい運動」は次のとおりです。

❶運動不足の解消、病後などの回復 → 最大心拍数の約40%以下
❷脂肪を燃焼させたい → 最大心拍数の約40〜70%

日ごろ運動をまったくしていない人、病後などのリハビリをしたい人は❶から始めて、徐々に負荷を大きくしていきましょう。

日ごろからそこそこ体を動かしている人は、❷から始めてＯＫです。

最大心拍数の40～70％ぐらいの運動は、「ラク～ややキツい」と感じる程度の運動です。

これが**脂肪を燃やすために最も効率のいい運動**です。

では、具体的にはどのような運動をすればいいのでしょうか。

誰でも取り組みやすいのが**ウォーキング**です。運動に慣れていない場合は、**10分程度から始めて、少しずつ時間を増やしていきましょう。**

脂肪燃焼を狙いたい人は、1日30分（以上）**を週に3～4回程度**行いましょう。

脂肪燃焼に最もいい運動は、「心臓の健康」にもいい運動なのです。

このほか、水泳、ゆっくりしたジョギング、池谷式「ゾンビ体操」（200ページ）などもおすすめです。

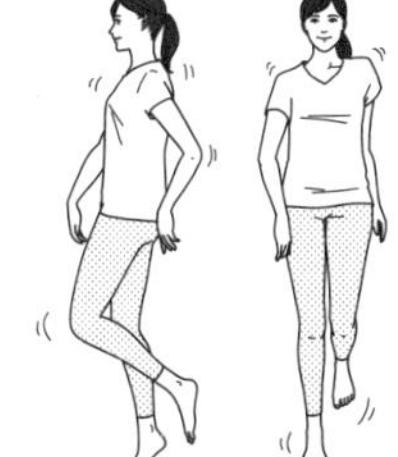

心臓病のある人も運動していい？

運動の話をすると「心臓病のある人は運動をしていいのですか？」と聞かれます。

有酸素運動は心機能を維持し、心臓疾患の回復に役立つことがわかっています。

かつては「心臓病のある人は安静第一」などといわれましたが、いまでは**運動は心不全の治療にも採用**されています。

適切に体を動かすことは、**再発の予防**にもつながります。

とはいえ、人によって、また病状によって運動の強度は異なるものですし、運動をしてはいけない場合もあります。

持病のある人はくれぐれも自己判断をするのではなく、必ず主治医と相談してから取り組んでください。

「心臓の健康」を守り、自律神経まで整う！ 池谷式「8つの〝脱力〟エクササイズ」

ウォーキングをはじめとした有酸素運動以外にも、**「自律神経を整え、ストレスを解消することで『心臓の健康』を守る」**というアプローチのエクササイズも、効果を発揮してくれます。

ここでは自律神経を整えて血流をよくする**池谷式「8つの〝脱力〟エクササイズ」**を紹介していきましょう。すべて、**誰でも簡単にできるものばかり**です。

私の代名詞のようになっている**「ゾンビ体操」**も載せています。これらのエクササイズも、ぜひ日ごろの生活に取り入れてみてください。

池谷式"脱力"エクササイズ 1

頭痛、肩こりを解消！「脱・E.T.体操」

「E.T.」とは、もちろんあの大ヒット映画からとったものです。

E.T.って、**頭が前に出ていて、姿勢が悪い**イメージですよね。これを私は**「E.T.状態」**と呼んでいます。

パソコンやスマホを長時間見ることが多い人は、猫背や**「ストレートネック」**になりがちです。

「ストレートネック」というのは、**本来あるべき首の頸椎のアーチが失われてまっすぐになってしまう**こと。肩こりや首のこり、頭痛の原因となります。

じつは**姿勢と自律神経は大きく関係**しています。

自律神経は首を走っているので、首が前に出て猫背になると、神経を圧迫してしまい、血流も悪くなってしまいます。

「猫背が『うつ』につながっているのではないか」と指摘する先生もいるぐらいです。

肩こりや「見た目が悪い」という問題以上に、**「猫背」はリスク**なのです。

「脱・E.T.体操」は、猫背を矯正するのにも抜群の効果があります。

座ったままできるので、仕事の合間などに、ぜひ小まめに行ってみてください。

この体操で「脱・E.T.」を目指しましょう！

Point

手を体に引き付けたときに肩甲骨をしっかり寄せて、肩甲骨の谷間でゆで卵をつぶすイメージで行うと効果的！

►「脱・E.T.体操」で頭痛、肩こり、猫背を解消！

❶座った状態で手を上方に伸ばす。顎を上げて「ビルの5階」を見るようなイメージ、手は「ビルの3階」に向かって突き出すイメージで

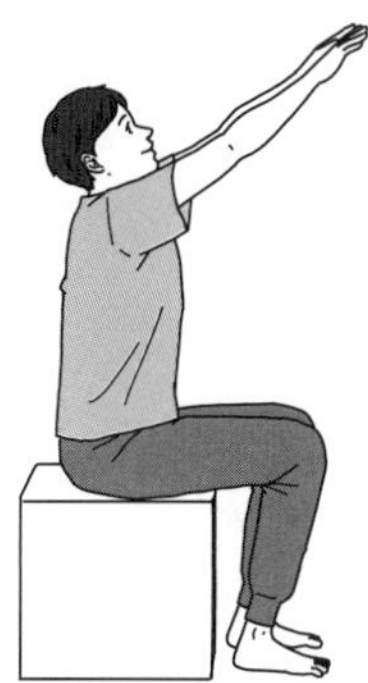

❷手を握ってグッと体に引き付ける。ちょうど空に向かってボートをこぐイメージ

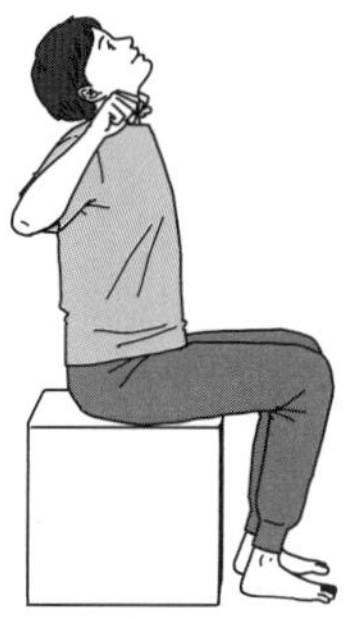

❸10回ほど繰り返す

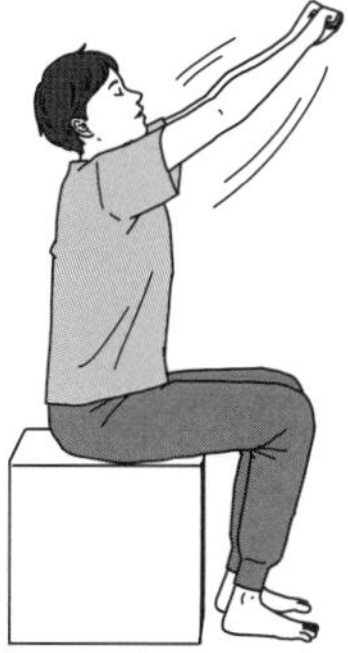

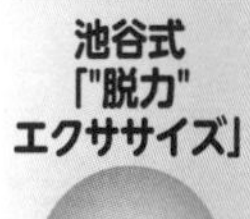

スキマ時間に心臓ケア「手クロス体操」

スキマ時間にできるものとして**「手クロス体操」**もおすすめです。

この体操では、上半身をギュッと抱きしめることで、手のひらの「血流をいったんせき止め」、離してブラブラさせることで「血流を再開」させます。**せき止められた血液がいっきに流れることで血管が解放されて、血行がよくなる**のです。**血行がよくなることでリラックス効果も期待**でき、**自律神経のバランスも整います**。

この「手クロス体操」は立ったままでも座ったままでもできて、場所を選びません。電車の待ち時間やテレビを見ているときなど、思いついたときにやってみてください。

Point

胸の前で腕をクロスさせたとき、上半身をできるだけしっかり抱きしめるようにすること！

▶血行がよくなる「手クロス体操」はスキマ時間に！

❶手を握って胸の前でクロスし、自分の上半身を強く抱きしめるようにし、そのまま20～30秒ほどキープ

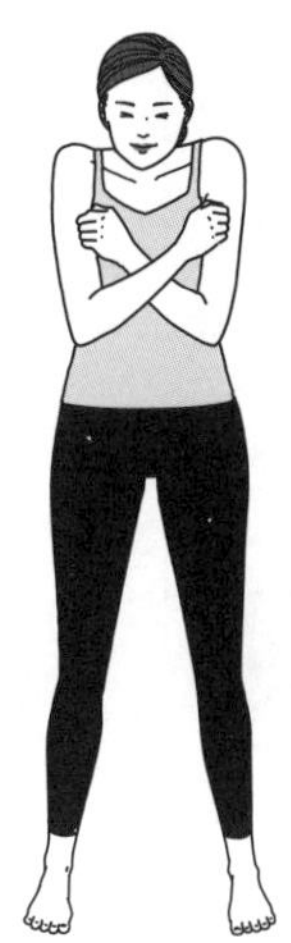

❷手をパッと離して両脇に下げ、10秒間ブラブラさせる

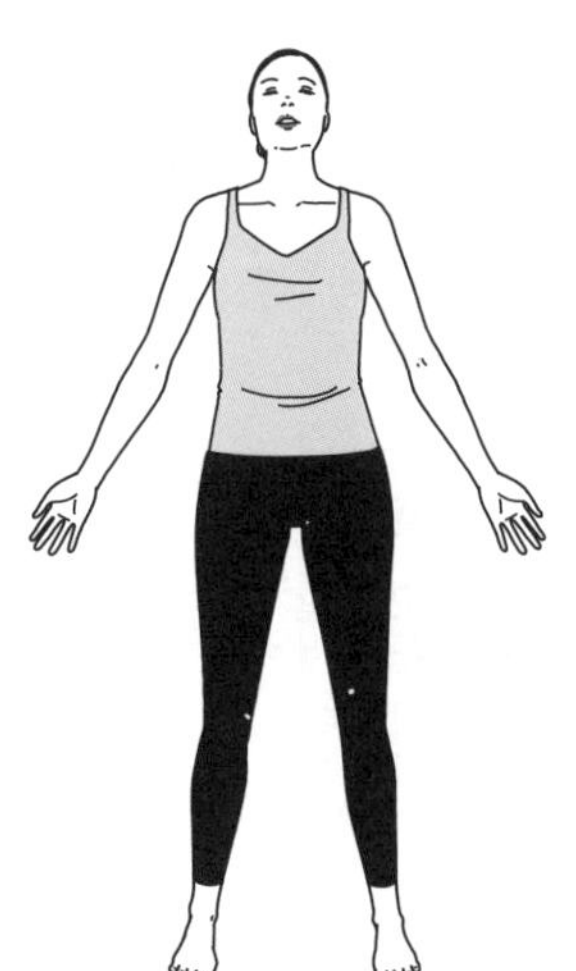

❸これを3回で1セットとし、1日3セット行う

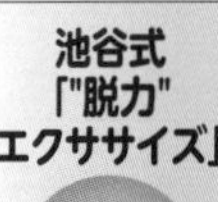

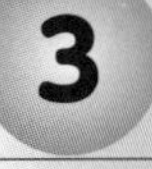

さらに気軽に！ 簡単に！「ぷにょぷにょ体操」

「ぷにょぷにょ体操」は、「手クロス体操」の応用バージョン。**ただ手を「グーパー」するだけ**。これだけでも、**それなりの血行改善効果**があります。

あるいはストレス解消やリハビリ用として売られている、弾力性のある「マッサージボール」というのがありますが、あれをニギニギするのでもいいです。

ボールがなければ、上腕あたりを握ってもＯＫ。上腕のプニプニした感じが、マッサージボールの役割をします。

ただし、あまり強く握りすぎないよう気をつけてくださいね。

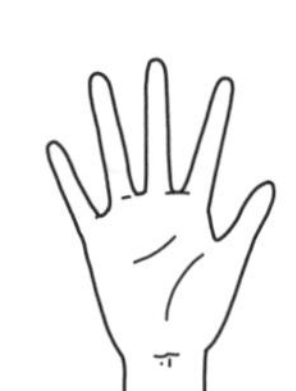

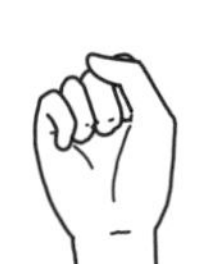

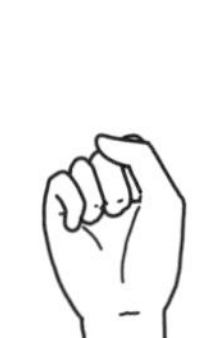

池谷式「"脱力"エクササイズ」4

自律神経を整える！「ちょこまか運動」

「ちょこまか運動」は、京都大学名誉教授の森谷敏夫先生がおすすめしている運動です。

同じ姿勢や動作が3分以上続くと、血圧、心拍数が安定し、自律神経が働く必要がなくなってしまいます。

ですから、**自律神経を鍛えるために、立ったり座ったり「ちょこまか動く」といい**というのです。

また、下のイラストのように**座ったまま、両足と両腕をバタバタと動かす「ゴキブリ体操」**も効果的でおすすめです。

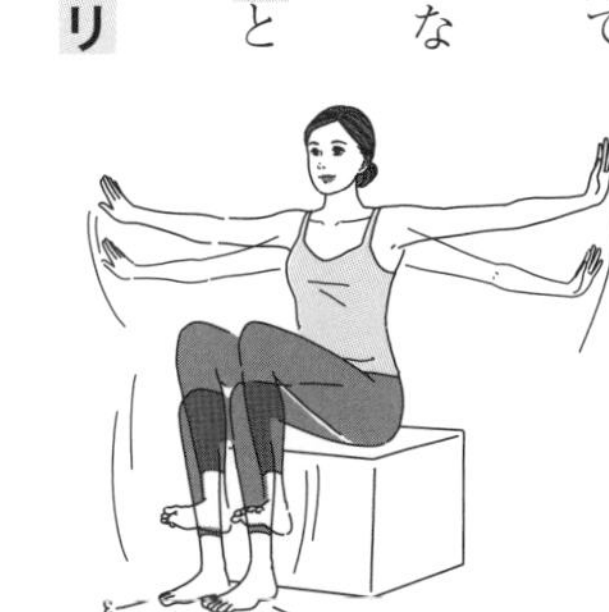

池谷式「"脱力"エクササイズ」5

就寝前の新習慣!?「さびしんぼう体操」

夜寝る前には、「さびしんぼう体操」がおすすめです。

夜、布団の上で体育座りして、膝を抱えます。まさに**さびしいときのポーズ**です。

このとき、**思い切り強くギュッと抱え、30秒から1分ほどそのまま保ちます**。

池谷式
「"脱力"
エクササイズ」

6

池谷式の定番！「ゾンビ体操」

次に手をパッと離し、手のひらをパーッと開きながら、大の字になります。そして、手足をバタバタさせます。これを3回繰り返しましょう。

これも「手クロス体操」と同じ効果があり、**血行がよくなることで、自律神経が整います**。

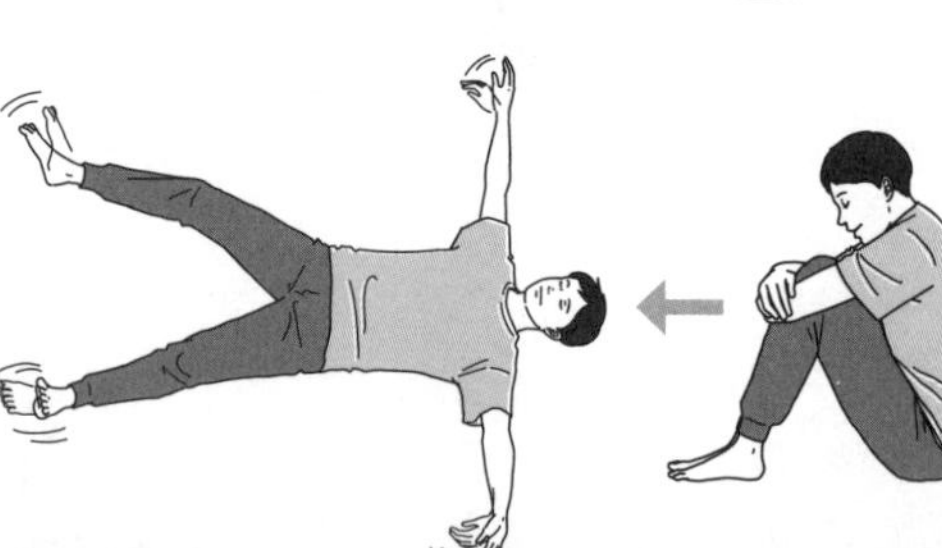

私のオリジナル体操の代表である**「ゾンビ体操」は、その場で3〜5分でできる有酸素運動**です。テレビでも何度も紹介していますし、本にも書いているのでご存じの人もいらっしゃるでしょう。

もともとは**「運動習慣のない人や生活習慣病などの持病のある人でも、無理なくできる運動はないか」と試行錯誤の末に考案した体操**ですが、**自律神経にも作用し、心臓を休める効果**もあります。

「ゾンビ体操」は誰でも手軽にできる運動ですが、見た目以上に筋肉を使います。**筋肉を使うことで、血管がマッサージされる**ことになり、結果的に**自律神経を整え、「心臓の健康」をいたわることになる**のです。

Ｐｏｉｎｔを参考にして、**朝・昼・夕の食後に1セットずつ**行ってみてください。

在宅ワークの合間や職場など、少しの時間でも見つけて行ってみてください。

►これだけでも効果大！ 池谷式「基本のゾンビ体操」

❶下半身はその場でジョギング
上半身はちょっと大げさなぐらいに肩を左右交互に前後に振る
（1分間）

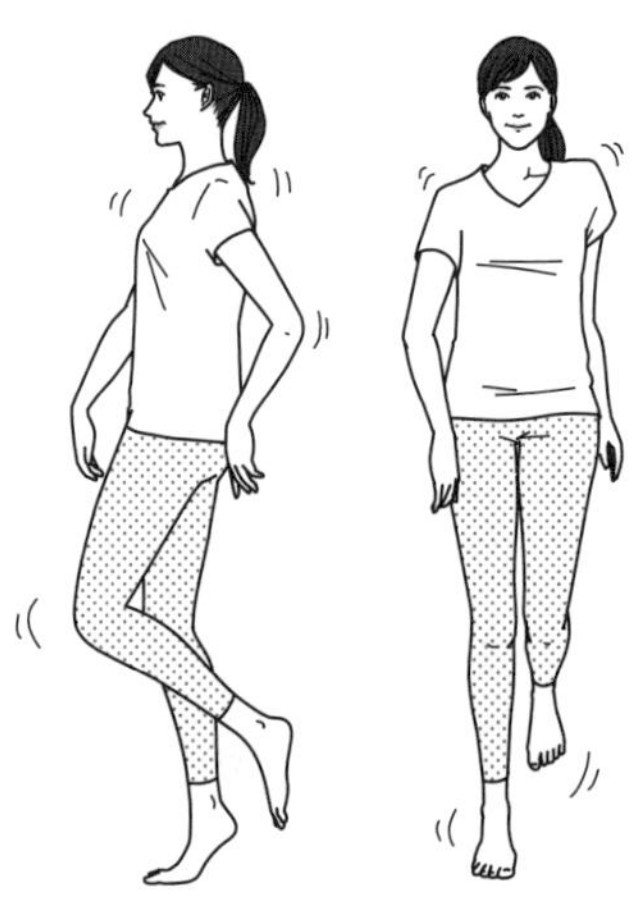

❷ゆっくりその場で歩く（30秒間）

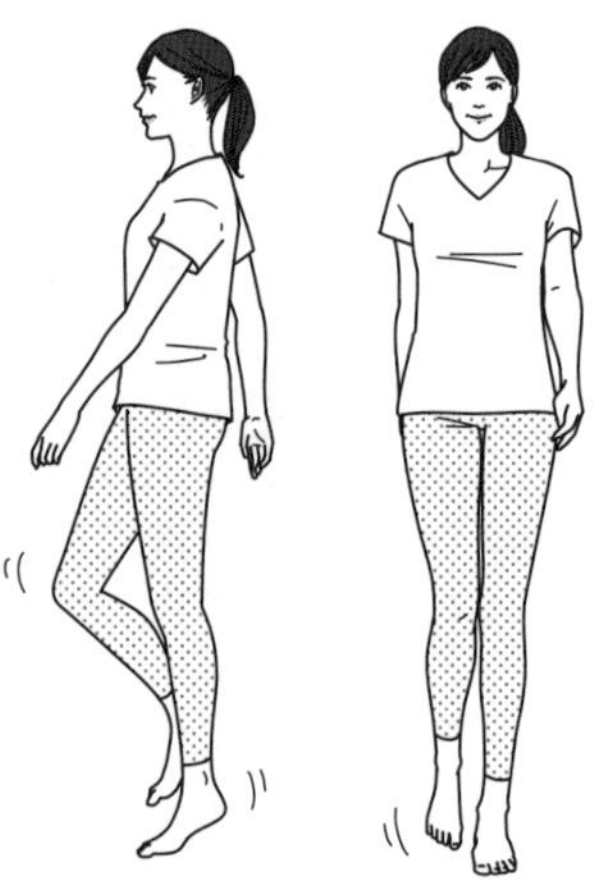

動画をcheck!

YouTube
「池谷敏郎
Official Channel」

Point

1 お腹に力を入れ、両腕は脱力して姿勢よく立つ
2 「いやだいやだ」をするように、肩を前後に揺らしながら、その場でジョギングする（1分間）→その際、腕をだらんと脱力していると、勝手にでんでん太鼓のひものように動く！ 足が痛い人は、その場で足踏みをする程度でOK！ できる人は足を高く上げて運動量を増やすと、より効果的
3 その場でゆっくり歩く動作をする（30秒間）
2～3を3回繰り返して1セットとする

立って行うことが難しい場合は、**「座ってできるゾンビ体操」**もあります。

▶座ってできる「ゾンビ体操」

❶椅子に浅く腰かける

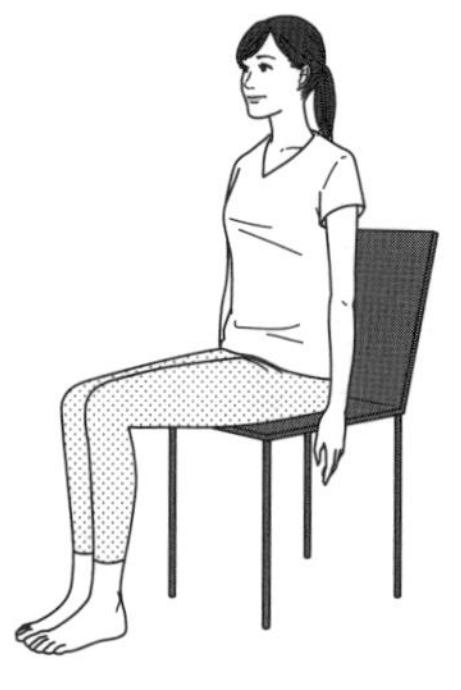

❷上半身だけイヤイヤ運動をする（30秒間）

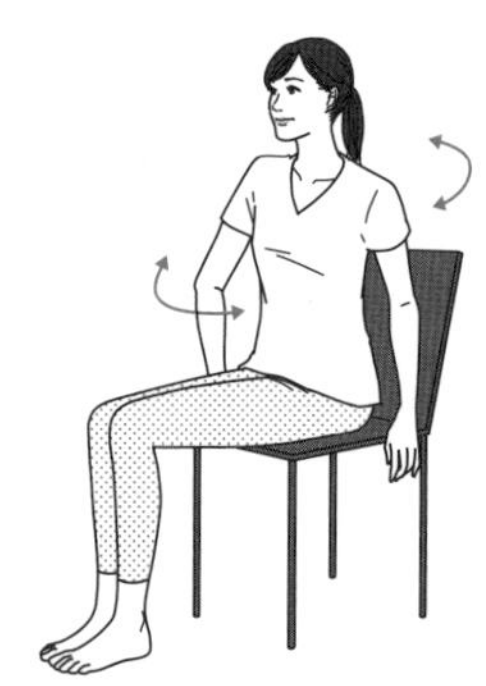

❸腰の位置はそのまま上体を倒して、背もたれに背中をつける

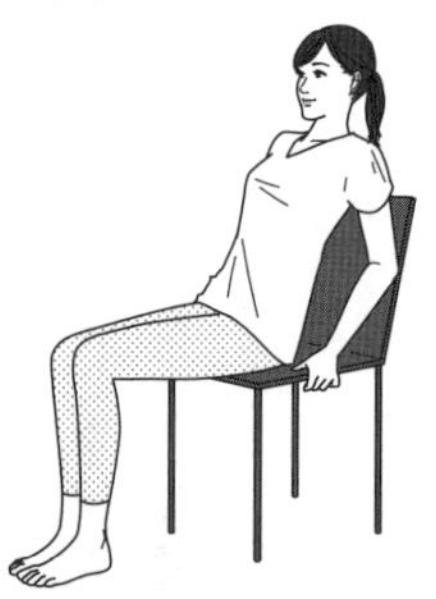

❹❸の姿勢から、片足ずつもも上げを行う（左右交互に3回ずつ）

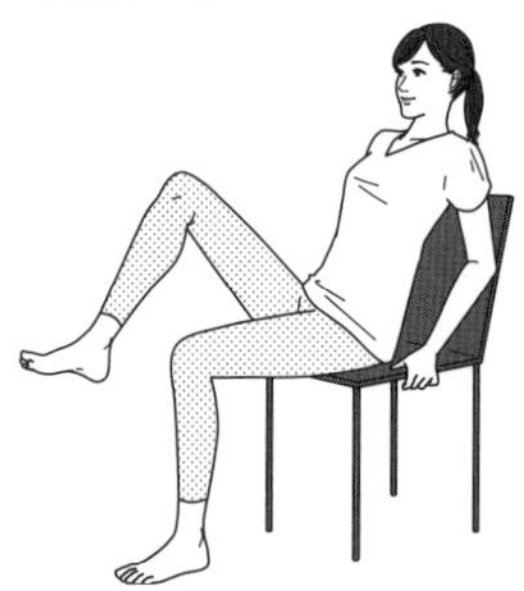

❺❷と同様にイヤイヤ運動（15秒間）
❻再び背中を背もたれにつけ、❸の姿勢をとる
❼両足をそろえて、かかとを上げ下げする（10回）
❽❷と同様にイヤイヤ運動（15秒間）
❾再び❸の姿勢に戻り、❹の足の上げ下げ（左右交互に5回ずつ）
❿❷と同様にイヤイヤ運動（15秒間）

Point

仕事中など同じ姿勢が続きがちなときに、1日3～6セットを目安に実践すると効果的！

池谷式「"脱力"エクササイズ」7

血管を内側からマッサージし、リラックス「祈りの呼吸法」

自分で自律神経を調節できる「2つの呼吸法」

「運動は自律神経を整え、心臓を守る効果が期待できる」と述べましたが、**じつは同様の作用をもつのが「呼吸」**です。

私たちは、**自分の意思の力で自律神経を動かすことができません**。しかし、**呼吸こそは、自分で過剰な交感神経を鎮めて、自律神経をコントロールする方法**なのです。

自律神経が整っているとき、私たちは自然と深く、ゆっくりした呼吸になっています。

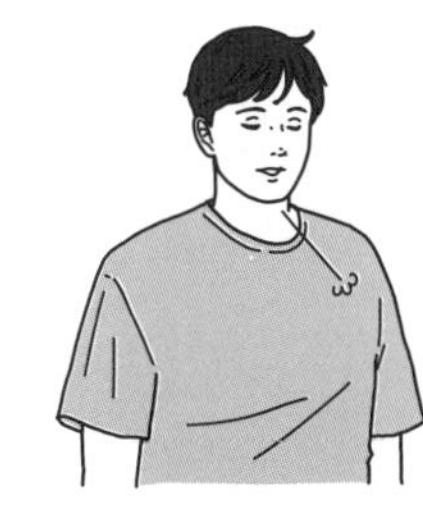

逆も真なりで、**意識して深くゆっくりした呼吸を心がけることで、交感神経が鎮まり、リラックスした状態にもっていくことができる**のです。

また**「筋肉にギュッと力を入れて、脱力する」を繰り返すことで、血管を内側からマッサージする**ことになり、**自然と「リラックス状態」**になっていきます。

これは専門用語で**「漸進的筋弛緩法(ぜんしんてききんしかん)（PMR）」**と呼ばれ、リラクセーション法のひとつとして、精神科などの治療やリハビリでも使われています。

そこで、これらを合わせた呼吸法を2つ紹介します。

ひとつは**「祈りの呼吸法」**です。図の方法を2～3回繰り返してみてください。

▶自律神経が整う！「祈りの呼吸法」

❶お祈りするように胸の前で両手を軽く合わせ、大きく息を吸い込む

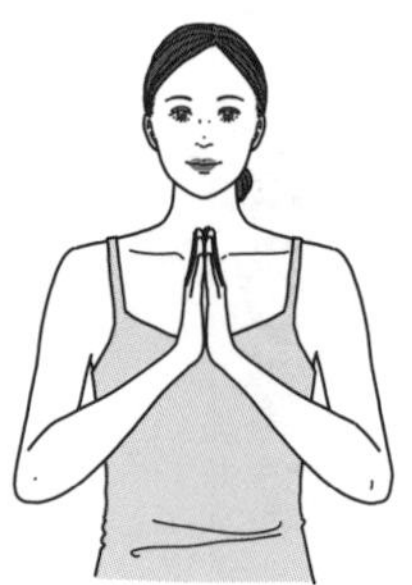

❷続いて両手のひらを強く合わせながら、口をすぼめてゆっくりと息を吐く（8秒間）
このとき両腕と両手に力を加え、腹筋も意識して緊張させ、いっきに緩める

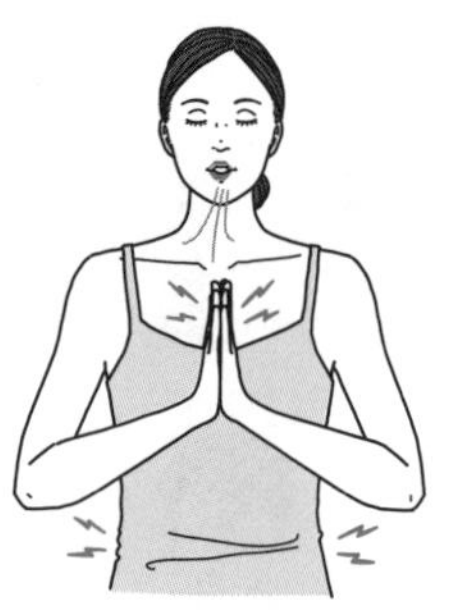

❶❷を2～3回繰り返す

〝清め〟られたかのごとく身も心もスッキリしますよ。

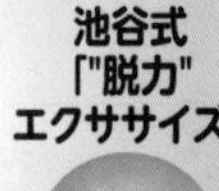

イライラがどんどん消えていく!「6・3・3呼吸法」

もうひとつ、自律神経のバランスを整え、血管のマッサージ効果がある呼吸法として私がおすすめしているのが**「6・3・3呼吸法」**です。

次ページのイラストのように、お腹を凹ませながら口から6秒間息を吐き、次に3秒間、鼻から息を吸い、3秒間止めるというもの。これを繰り返します。

ムッとしたりイライラしたりしたときなど、この呼吸法をすると落ち着いてきます。

この呼吸法は、**続けることで、お腹を凹ませる効果**も期待できます。

►イライラが鎮まる「6・3・3呼吸法」

❶お腹を凹ませながら
口から息を吐く（6秒間）

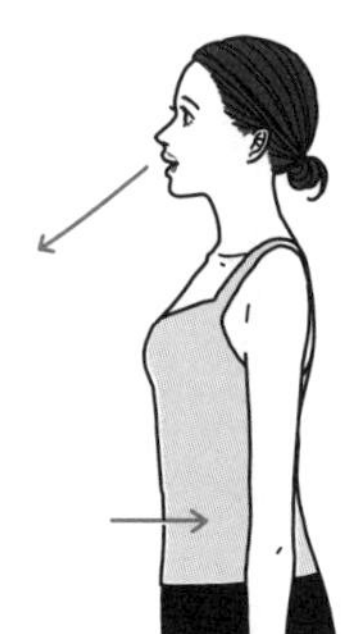

❷鼻から息を吸う（3秒間）

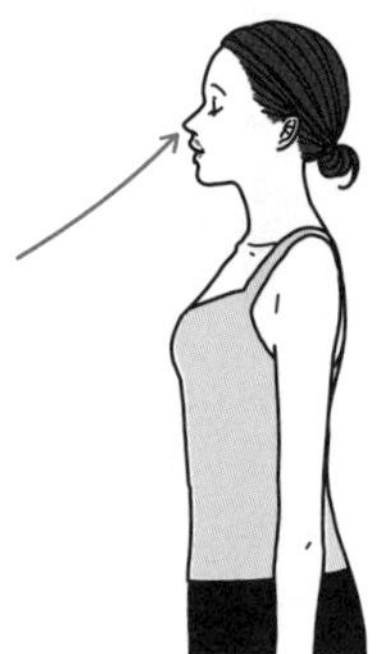

❸止める（3秒間）

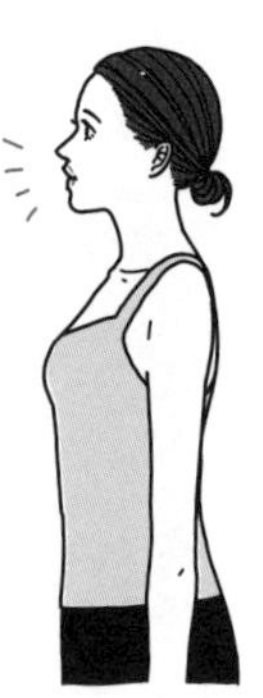

Point

・仕事中など同じ姿勢が続きがちなときに、1日何回か実践すると効果的！
・「なかなか寝つけない」「眠りが浅く、すぐに目が覚めてしまう」という人は、就寝前に行うと効果的！

Dr.池谷のココがポイント！

27

池谷式「8つの〝脱力〟エクササイズ」なら誰でもできる！心拍数を上げすぎず、「心臓の健康」を守る！ストレス解消にもなる！

第6章

「魔法の言葉」とちょっとした「発想の転換」で
心臓の負担が激減！

池谷式「ストレス」「怒り」を
いっきに消す方法

この章では、**血圧・心拍数を抑えて心臓をいたわるための「ストレス・マネジメント」**についてお伝えしましょう。

どれも**「ちょっと意識を変えるだけ」**で、誰にでもできる簡単なものばかりです。

新しい時代の「ストレス・マネジメント」

私たち現代人は、なにかとストレスの多い生活を送っています。

仕事、人間関係、家庭生活、その他、**何をするにしてもストレスはつきもの**です。

もちろん、心身を病んでしまうようなストレス源は「排除する」「その場から離れる」などの抜本的解決が必要でしょうが、そうでない限りは、**「いかにストレスと上手に付き合うか」**ということが重要となってきます。

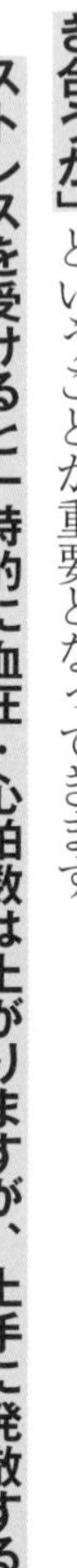

ストレスを受けると一時的に血圧・心拍数は上がりますが、上手に発散することでリセットできます。

私が思うにはストレスも「考え方」ひとつで、ラクになることがあるものです。

私が自分でも実践している**「ストレスを切り抜ける思考法」**を紹介していきましょう。

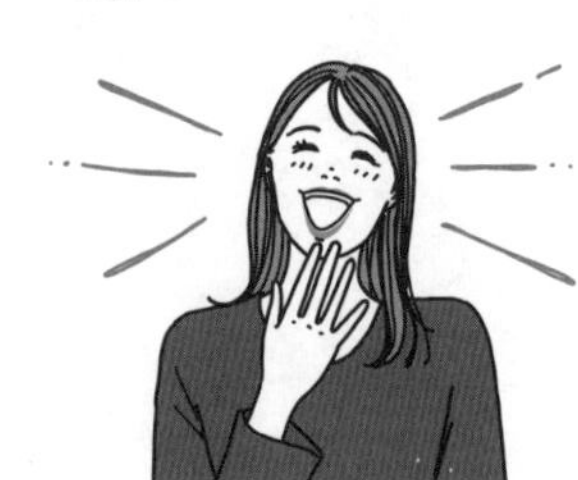

池谷式「ストレス・マネジメント」1

心拍数の敵！ いやなことは、なるべく思い出さない

たとえば、いやなことがあったとき、いつまでも思い出してクヨクヨする人がいますよね。しかし、それがため込まれていくと、慢性的に「ストレス過多」の状態になってしまいます。

心拍数は「いやなことを思い出す」たびに上がってしまうのです。

一方で、**いやなことがあってそのときは腹を立てても、すぐに忘れてしまう人**、あるいは**発散できる手立てをもっている人は、ストレスがリセットできて心臓にもいい**のです。

仕事がキツいとか、人間関係がしんどいとか、いろいろあっても、帰宅後や週末などに休養したり、趣味に没頭したりして、ストレスを上手に発散できていればいいわけです。

特別なことでなくても構いません。

家でゆっくりお茶を飲むとか、**友達と会っておしゃべりをする**とか、**何か自分がリラ**

ックスできること、心が休まることがあれば、それでＯＫです。

できれば、**その方法が「複数」あったほうがいい**ですね。

「血圧・心拍数を下げる手立て」をひとつ増やせば、その分、「心臓を休める」ことができるからです。

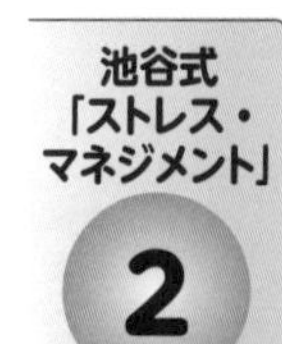

2

合わない人、苦手な人、危険な人から逃げる「勇気ある撤退」も大事！

他人に対してイライラしてしまう人がいます。

たとえば、近年のコロナ禍で「マスクをしていない人を見るとイライラする」という人がいました。でも、相手に無理やりマスクをさせることはできませんよね。

「そこの君、マスクをしなさい！」などと注意をして、相手にキレられたら面倒ですし、そこでまた血圧・心拍数が上がっては心臓によくありません。

こういうときは、ちょっと過激な表現になりますが、相手を**「凶暴な犬」**だと思って見てみるのです。

「凶暴な犬」にマスクをさせようとしたらワンワン吠えられて噛まれますよね。そんなことになるよりも、**そっとその場から避難し、安全なところまで逃げるのが正解**です。

「逃げる」という言い方に抵抗があるなら、**「勇気ある撤退」**といってもいいでしょう。

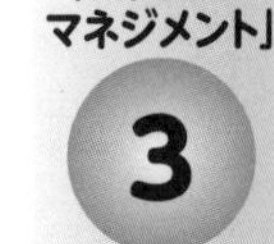

池谷式「ストレス・マネジメント」3

「誰も自分のことなど見ていない」という客観的視点をもつ

もうひとつ**「心臓の健康」に大事なことは「世間体」「人目」を気にしない**ことです。

ストレスは、人目を気にするから生じることが多いもの。

「誰も自分のことなど注視していないし、誰も自分に期待していない」と考えればすーっと気持ちがラクになります。

「うまくやろうとする」のではなく「楽しんでやる」

私は、テレビ出演でそのことに気づきました。

以前はテレビに出るたびに、あとから「あれを言えばよかった……」「あんなことを言ってしまって失敗だった……」と思い出しては**「交感神経」**を**緊張**させていました。

でも、そのときの話を家族やクリニックのスタッフにしてみても、**誰も覚えていない**のです。

「そんなことを言っていた?」「そうでしたっけ?」みたいな反応です。覚えていたところで10日です。1年経ったら100%忘れています。

そこでわかったのは、**話す「内容」よりも、話しているときの「雰囲気」のほうが大事**だということ。笑顔でにこやかに話していたとか、真摯に受け答えしていたとか、そちらのほうを、みんな覚えているのです。

そう思ったら緊張が和らいで、落ち着いてコメントができるようになりました。

そうすることで、逆にリラックスしていい話ができるようになった気もしています。

これは、ほかのことでも同じです。

たとえば休日のゴルフ。

ゴルフを一緒に回る人たちに対して**「いいところを見せよう」「みんなに負けたくない」という気持ちが働くと、緊張したりドキドキしたりして心拍数が上がります**。

実際、**ゴルフ場で心筋梗塞を起こす人は少なくない**のです。

私もゴルフで空振りしたり、ゴロを転がしてしまったりして、顔が赤くなるほど恥ずかしい思いをしたこともありますが、**「人は自分のことなど見ていない」**と思ったら、気がラクになりました。

プロゴルファーの石川遼さんが打っているのならみんな注目するでしょうが、私が打っても誰も見てやしない。ましてやいいショットなんて誰も期待していないわけです。**かっこ悪くてもいい**のです。

むしろ「空振りとかチョロとか、面白いショットをしてくれたほうが

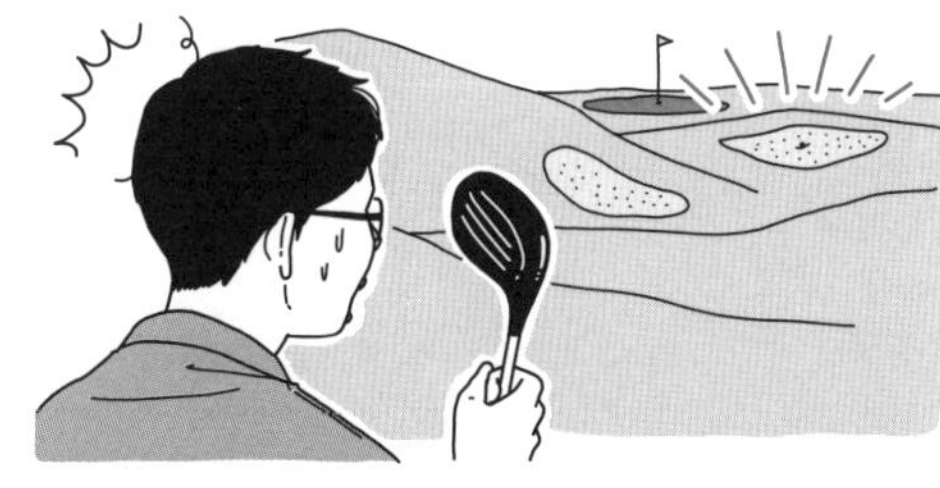

笑えるぞ」ぐらいの気持ちで見ているはずです。

そもそも「ゴルフは何のために始めたのか」を考えてみてください。趣味の一環として、楽しむために始めたことではないでしょうか。

後ほど**「趣味をもつことの大切さ」**について触れますが、趣味のゴルフで心拍数を上げて「心臓の健康」を損なっては元も子もありません。かっこよくやる必要はまるでないのです。

ほかの趣味やスポーツでも同じです。

「結果が悪くたって気にせず、楽しむこと」が第一です。

池谷式「ストレス・マネジメント」

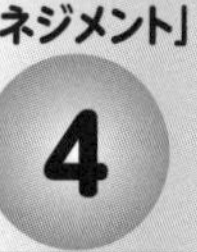

家族がストレスになっている場合は「距離」を置く

家族や家庭がストレスになっている人も、少なくありません。

旦那さんや奥さんが本当に大きなストレスになっているという場合、「心臓の健康」

を考えるならば、離婚や別居が望ましいということになります。

しかし、そこまでではないという人は、**できるだけ「物理的に距離を置く」**ことをおすすめします。

最近多いのが、テレワークで旦那さんが1日中家にいてイライラするという人。当院にいらっしゃる患者さんからも、そういう訴えをよく聞きます。

そういう場合は、**ウォーキングに出かけたり、カフェに避難したりする**など、**「とにかく外に出かけることで、一緒にいる時間を減らしましょう」**とアドバイスしています。

外に出ることで気分もリフレッシュできるので、一石二鳥です。

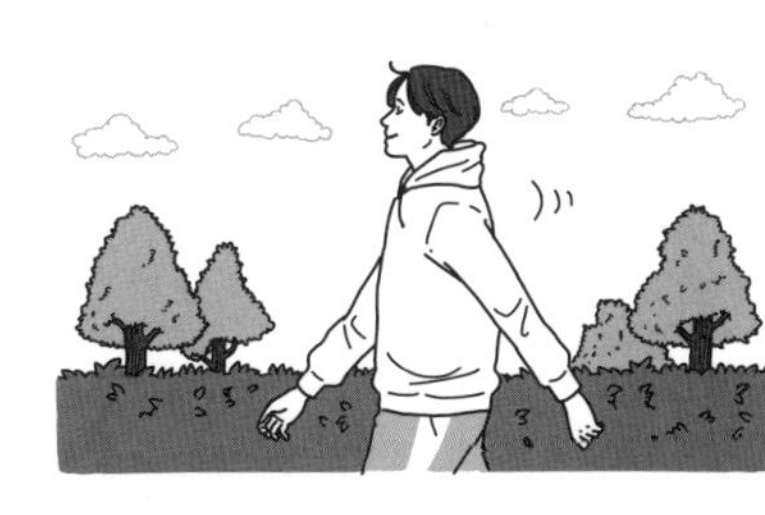

池谷式「ストレス・マネジメント」5

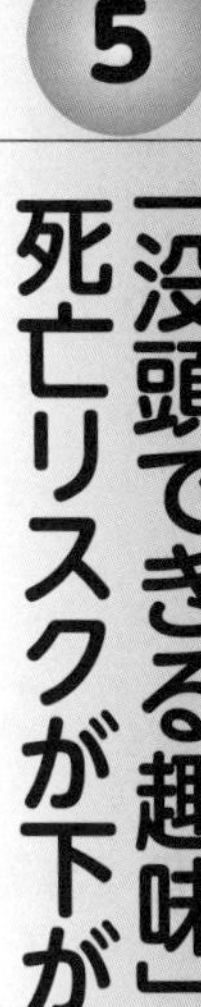

「没頭できる趣味」をもつと、死亡リスクが下がる

ストレスと上手に付き合っていく手立てとして大事なのが**「趣味」**です。

趣味に没頭することでリラックスできて、「副交感神経」が優位となります。

逆に、**趣味がまったくないという人は緊張が続き、「交感神経」が休まりづらい**ということになります。

東京医科歯科大学などの調査では、**「多趣味の高齢者ほど、死亡リスクが低くなる」**という結果が出ています。

「心臓の健康」のためにも、ぜひ趣味をもちたいものです。

▶趣味が多いほど、死亡リスクは低くなる！

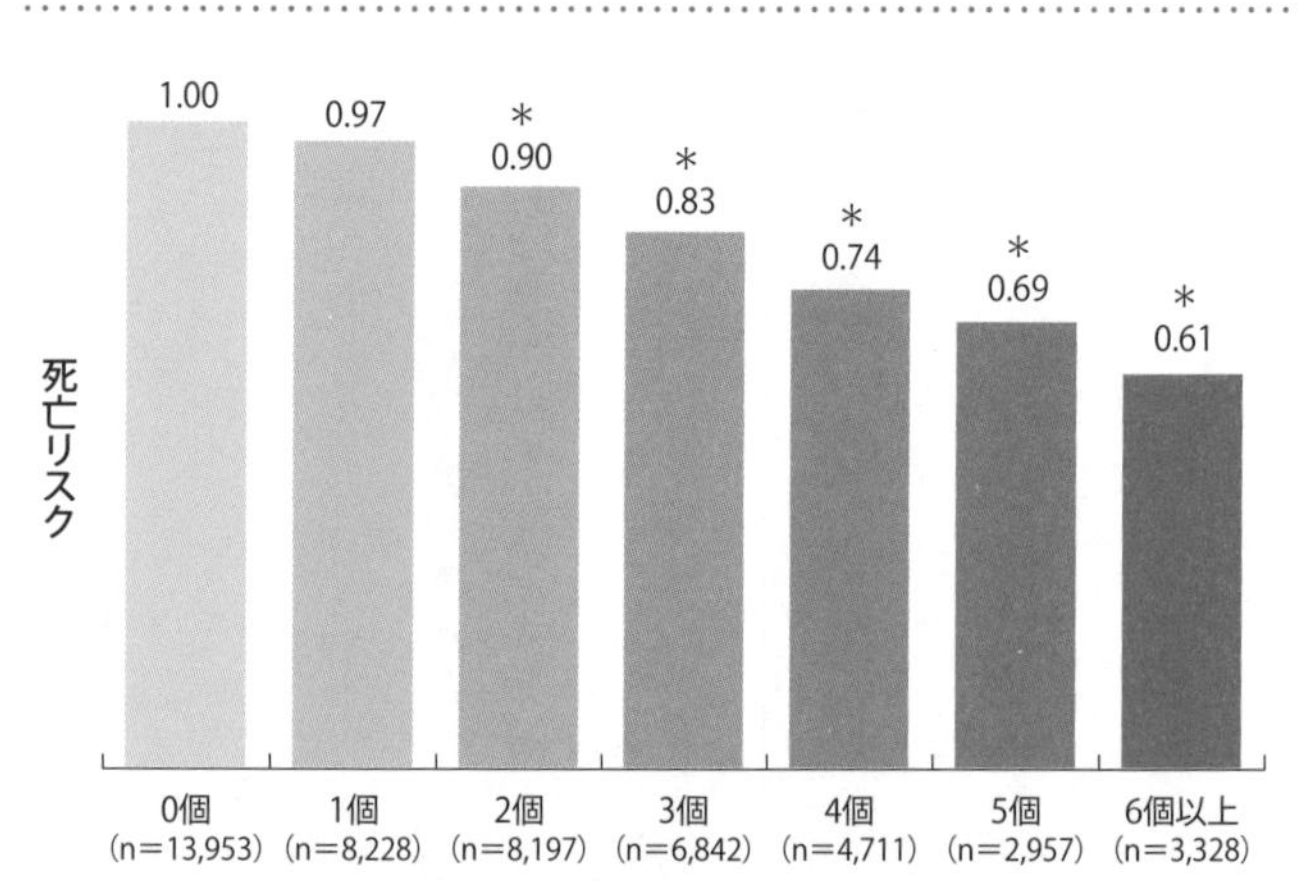

・年齢、性別、教育歴、経済状況、就労状態、同居の有無、婚姻状況、喫煙、飲酒、BMI、IADL、うつ症状、認知機能、主観的健康度、疾患（がん、心臓病、脳卒中、糖尿病、呼吸器疾患、その他）の影響を調整しています。
・＊は統計学的に有意な関連があったことを示しています。
・趣味の個数が0個の人を基準にしています。
（出所）https://www.jages.net/library/pressrelease/?action=cabinet_action_main_download&block_id=4030&room_id=549&cabinet_id=253&file_id=9335&upload_id=12051

「夫婦で共有できる趣味」を見つける

私はどちらかというと細かいことを気にしない性格で、日ごろからストレスはあまりたまりません。もちろん多少のストレスはありますが、**趣味のテニスやゴルフで発散**できています。

一方で、妻は几帳面で完璧主義です。小児科医としての仕事はもちろんですが、家事や子育ても手抜きをしません。もちろんそれは尊敬に値することではあるのですが、マジメな分、ストレスはたまりがちです（その一因は私の「大ざっぱさ」にあったりもするのでしょうが……）。

そこで「何かストレス解消できるものがあったほうがいいだろう」ということで、**ジャズピアノを習いはじめた**のです。

彼女はもともとクラシックピアノをやっていたので、「ジャズピアノもすぐ上達するだろう」と、ピアノを弾けない私は軽く考えていました。

ところが、クラシックとジャズでは同じピアノでも全然違うらしいのです。たとえていうなら日本語と英語ぐらいの違いがあるそうで、完璧

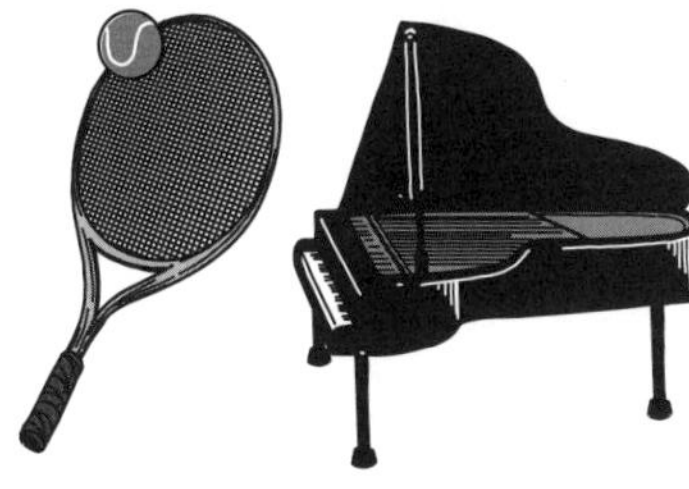

主義者の妻はそこでまたストレスがたまってしまい、結局、逆効果に……。

そこで、今度は私がゴルフに誘い込んでみたのです。

以前は私が休日にゴルフに行くと「1日つぶして、家のこともしないで……」とブツブツ言われることがあったので、「一緒にやれば、家のことで怒られなくて済むぞ」という計算もありました。

これが功を奏して、妻はすっかりゴルフにハマり、ようやくストレスを発散する趣味をもつことができ、**「夫婦で趣味を共有する」**のもいいものだなと感じていました。

ところが「計算外」のことがひとつあって、ゴルフの上達した妻が私のスイングに口をはさんでくるようになったのです。

「その打ち方はおかしい」「ちゃんと振れていない」とか……。完璧主義だからチェックも細かく、家に帰っても言われるのです。

妻はストレス解消法を見つけたけれど、今度は私のストレスがたまることになってしまいました……。

Dr.池谷の
ココが
ポイント!

28

「没頭できる趣味」は「100年心臓」にも重要！「多趣味の高齢者」ほど、死亡リスクも低くなる！

気づいていないだけ？あなたの「隠れストレス度」をチェック！

ストレスは「仕事の納期が近づいて焦っている」とか「明日は苦手な人と会わないといけない」などといった、いやなものばかりとは限りません。

たとえば、スポーツ観戦や旅行などの楽しいはずのイベントがストレスとなって、心臓の負担を増すこともあるのです。また、**本人がストレスを自覚していない場合もあるので、客観的に自分自身の状況を見きわめて対策を立てる**必要があります。

私が外来で多くの患者さんを診察させていただくなかで、ストレスが原因で血圧や心拍数が増加したり、実際に心臓病が悪化したケースを振り返って、**池谷式「ストレスチェックテスト」**を作成してみました。

▶池谷式「ストレスチェックテスト」で測ってみよう

- □ 極端な暑さ、寒さや気候（気温・気圧など）の変化にさらされている
- □ 本人あるいは家族やペットの病気やけが
- □ 睡眠不足
- □ 運動不足
- □ 締め切りやノルマに追われている
- □ 仕事や家の行事で疲労している
- □ 家族や友人、同僚、隣人との関係が悪い
- □ 育児
- □ 介護
- □ 同居家族が増える
- □ 愛する子どもが巣立つ
- □ 夫（妻）が退職して家にいる
- □ 大切な人（ペット含む）と死別
- □ 災害・事故
- □ 引越し
- □ 受験・資格試験
- □ 就職・転職
- □ 結婚・離婚
- □ 多額の借金・投資の失敗
- □ 過度の喜び

●判定の目安

1つ以上該当……心臓のリスクとなり得るストレスを抱えている

3つ以上該当……ストレス過剰

5つ以上該当……心臓病の危険性がかなり高いレベル

※該当項目数が多いほどストレス度が高いと考えられる

まずは、このチェック項目であなたの心臓に悪いストレス度を測ってみましょう。

チェックリストの項目のうち、**ひとつでも当てはまれば「心臓のリスクとなり得るストレス」を抱えている**と考えられます。

そして**該当項目数が多いほどストレス度は高まり、「3項目以上でストレス過剰」「5項目以上では心臓病の危険性がかなり高いレベル」**と考えられます。

ぜひ本書を参考にしていただき、ストレスを軽減して心臓病のリスクを減らしましょう！

池谷式「アンガー・マネジメント」

「怒り」は最大級のストレスであり、**「心臓の健康」にとって大敵**です。

怒りを上手にコントロールすることで心臓を守る、私なりのコツを紹介します。

池谷式「アンガー・マネジメント」

1

「怒る必要のない怒り」で、心臓を痛めつけない

「アンガー・マネジメント」「アンガー・コントロール」といわれる**「怒りの感情とうまく付き合うための方法」**が研究されています。

怒ることは「心臓に悪い」ばかりか、「冷静な判断」ができなくなるし、**人間関係を損なうなど、いいことはまずありません。**

もちろん、怒ることがすべていけないという話ではなく、**時には怒っていいこともあるし、いい意味で怒りが前進するエネルギーになることもある**でしょう。

しかし、私たちが日常生活で感じる多くは**「怒る必要のない怒り」**だったりします。

そうであれば「心臓の健康」を考えて、**なるべく怒らず、おだやかな気持ちで過ごしたほうがいい**に決まっています。

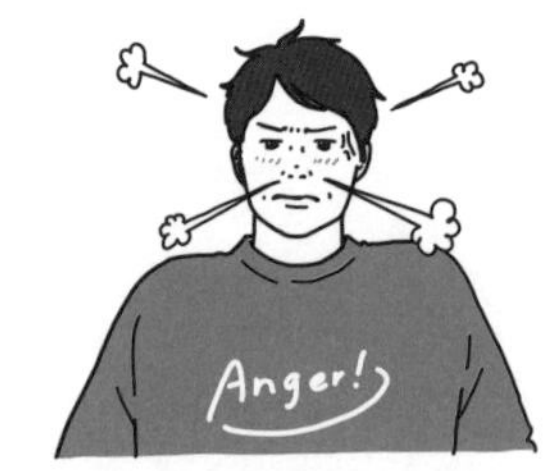

池谷式「アンガー・マネジメント」2

腹が立つ、イライラするときの「魔法の言葉」

私がいつも言うのは**「その怒りやイライラは、あなたの大切な心臓や血管を代償にするほどの価値があるものか？」**というもの。

「この人のために怒ることで、自分のかけがえのない心臓や血管を犠牲にしてもいいですか？」

そう自分自身に問いかけて、はかりにかけてみてください。

すると、ほとんどの怒りが**「『自分の健康、心臓の健康』を損なってまで憤ることではない」**ということになるのです。

そうしたら**「もう放っておこう」「まあいいじゃないか」**という気持ちになれます。

「魔法の言葉」で怒りは秒でおさまる

私も若いときはカッとなることもありましたが、最近ではほとんど怒ることはありません。でも、もちろん人間ですから、ときにはムッとすることもあります。

そんなときは先ほど述べたように、**「これは自分の大事な心臓と血管を痛めつけてまでも怒ることか？」**と考えると、自然と怒りは鎮まっていきます。

仕事をしていれば誰しも、腹の立つことやイライラすることがあるでしょう。しかし、そんなときは、この**「魔法の言葉」**を思い出してみてください。

あなたの大切な心臓と引き換えにしてまでも腹を立てること、イライラすることが、この世にあるでしょうか？

それを考えたら、**ほぼすべての怒りは手放したほうが得策である**ことがおわかりでしょう。

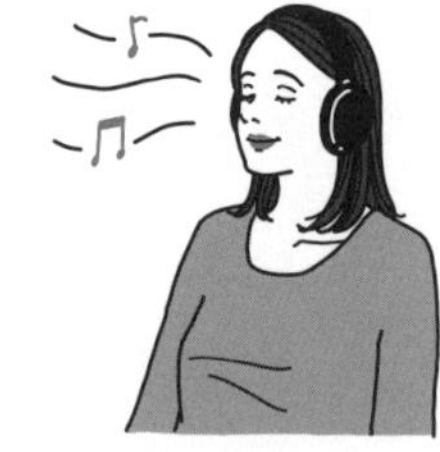

腹が立ったとき、イライラしたときは**池谷式「アンガー・マネジメント」**で、ぜひ落ち着きを取り戻すようにしてください。

池谷式「アンガー・マネジメント」

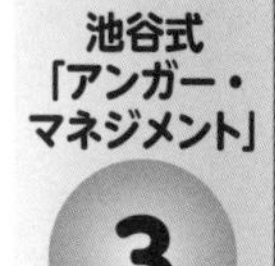

「相手を変えようとしない」ことで家庭内イライラを減らす

「怒り」というほどのものではないにせよ、日常生活でイライラしたり、ムッとしてしまうこともあるかと思います。

多いのは、家庭で夫や妻、子どもにイライラするということではないでしょうか。

毎日顔を合わせる相手だけに、そのストレスはどんどんたまっていき、**じわじわと心臓に負担をかけていきます**。

そういうときの対処方法として重要なのは、**「相手を変えよう」としない**こと。

「相手を変えよう」とするから、思いどおりにならなくてイライラしてしまうのです。

「相手を変えよう」とせず「自分を変える」

前にも書いたように、妻はきれい好きできちんとした人。小児科医としての視点で、掃除についての本を出したこともあるほどです。

一方の私は、大ざっぱで細かいことはあまり気にならないタイプです。家事もそれほど得意なほうではありません。

妻によく怒られるのが、使ったあとの洗面台をビショビショにしたままにしてしまうこと。気をつけて拭くようにはしているのですが、時々忘れてしまったり、拭き方がいい加減だったりしてしまうのです。

でも、それで怒られても、言い返すようなことはしません。おとなしく拭き直します。

私は、妻を変えようと思ったことは一度もないです。「ちょっとぐらい濡れていたっていいじゃないか」「細かいよ」などと言い返すくらいです。**相手を変えようとするより、自分の考え方や行動を変えるほうがはるかにラク**です。

だから近ごろは、家事もできるだけやっています。食事の後片付けや風呂掃除はデューティーズとして私の担当です。犬たちの世話も私だし、部屋の掃除も私担当の場所があって、週に1回か2回は行います。

こう書くと、そこそこ家事を負担しているように思われるかもしれませんが、**どう考えても妻のほうが多くやってくれている**わけです。私が担当しているのは、その一部にすぎません。そこに気づいてからは、素直な気持ちで家事に取り組めるようになりました。

家でくつろぐ時間は「心臓が休憩する時間」でもあります。仕事で疲れて帰ってきて、家族にまで腹を立てたりイライラしていたりしたら、心臓は休まる時間がありません。

心臓をいたわるためにも、できるだけ家の中は平和であるように努めたいものです。

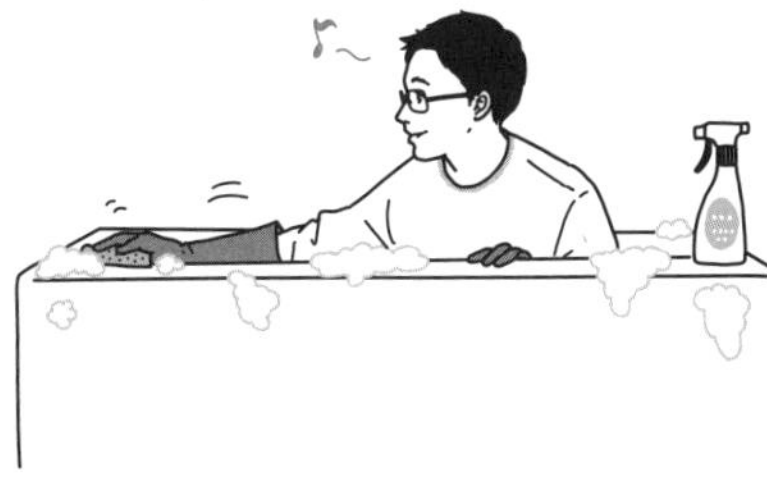

Dr.池谷の
ココが
ポイント!

29

相手を変えようとせず、自分を変える！ 魔法の言葉「心臓を痛めつけてまで怒ることか？」で、イライラがおさまる！

発想を変えれば「気持ち」も「心臓」もラクに！
池谷式「発想法」

私の患者さんにもいますが、介護で疲れていたり、学校でいじめにあっていたりで、大きなストレスになっているという人は本当に多いものです。

そういう人にはよく**「発想の転換」**をすすめています。

大きな悲しみは心臓に対してもダメージを与えてしまいます。私自身も実践している**悲しみから身を守る方法**をお教えしましょう。

池谷式「発想法」1

介護はひとりで抱え込まない

介護に悩んでいる人には、私はよく**「休日をもうけてください」**と言っています。

介護には休日がありません。休まなければ、いつしか疲れ果ててしまいます。もちろん心臓にもよくありません。

「適当に休憩をしているから大丈夫」「寝て起きれば大丈夫」という人もいるのですが、休憩程度では、やはり不足です。

なんとかして「丸1日」の休みをもうけてください。その日は家族に代わってもらったり、ヘルパーさんを頼んだりしてもいいでしょう。

そして、できれば**休日は家にいるのではなく、外出してリフレッシュしましょう**。

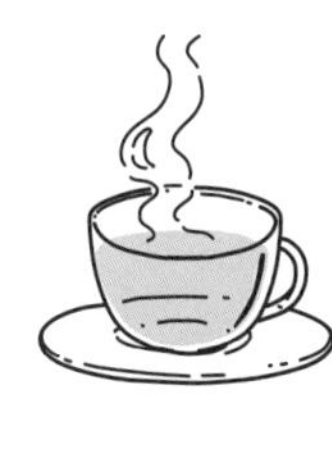

池谷式「発想法」

2

「その人」と「自分」を置き換えてみて考える

「家族を施設に預けることに抵抗がある」という人もいます。「施設に預けたいけれど、本人が嫌がるから預けられない」と悩んでいる人も少なくありません。

そこでがんばりすぎて、ストレスがたまって疲れ果て、自身の「心臓の健康」がないがしろになっている人は、じつに多いものです。

そういう人に対して私は**「発想を変えたらどうですか?」**とアドバイスしています。

どういうことかというと、**「その人」と「自分」を置き換えてみる**のです。

つまり、自分が相手の立場(介護される側)になったとき、「施設に入ってほしい」と家族に言われた場合、それを受け入れることができるかどうか。

そこで、「家族にこんな負担をかけるのなら、施設に入っても構わない」と思えるのなら、家族を預けるのは「あり」だと私は思うのです。

逆に、「施設に入るのは自分にはちょっと耐えられない」と思ってしまうなら、「なし」となります。

自分が甘んじて受け入れることができることであれば、家族にもそれを頼んでいい。逆に、「自分は絶対に無理だ」と思うなら、それは人にも無理強いすることはできない……という判断基準です。

いろいろな人を見てきてわかったのは、自分が同じ境遇に置かれたとき、**「自分が耐えられないことを人に強いた人は、後悔する」**ということです。

だから**「自分だったら……」と置き換えて結論を出せば、後悔することは少ない**はずです。

その結果、「施設にお願いする」という結論が出たのであれば、思い切って預けて、**その代わりに面会時間に最大の笑顔で会いに行く**のです。

そのほうが、お互いうまくいくことも多いものです。

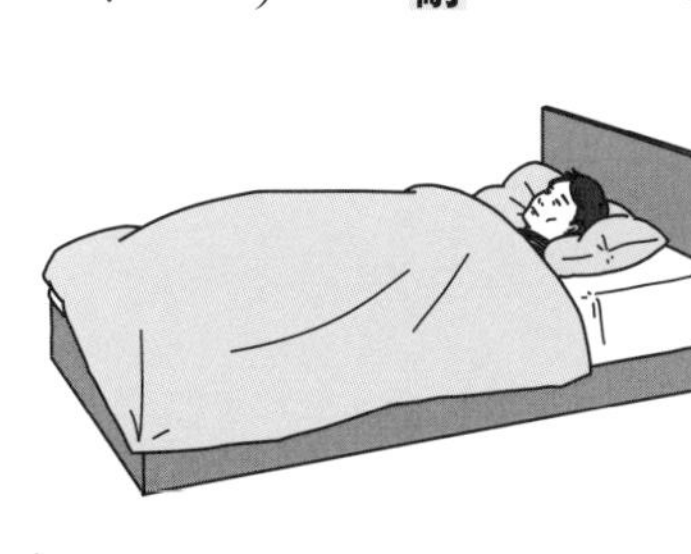

池谷式「発想法」

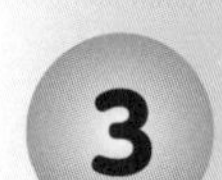

いじめ、学校、友人と合わない……「その場」「その人」にしがみつかない

私のクリニックには中学生や高校生の患者さんも多く来院されます。

訴えは腹痛とか胸が痛いといったことですが、実際に診てみると、胃や心臓が悪いわけではなく、じつは原因はメンタルにあるということもよくあります。

話を聞いてみると、「友達関係で悩んでいる」とか、「学校になじめない」とかいった悩みが出てきます。登校拒否になっている子どもも多いものです。

いじめや不登校で悩んでいる子どもたちに私はいつも**「無理にその場所にいることはないんだよ」**とアドバイスしています。

進学を考えるなら、高校をやめて高卒認定試験（旧・大検）を受けて大学に行ったっていいんだし、**合わない環境にしがみつく必要はない**と思うのです。

大学生も「学校が合わない」「友達と合わない」と訴える人がいます。それも**無理に**

学校に通ったり友達と付き合う必要などまったくないと私は思うのです。

私自身もそうですが、社会に出たらもう、大学時代の友達には年に一度、あるいは数年に一度会うかどうかという関係です。お互いに仕事や家庭のことに追われて、そんなに頻繁な交流などできません。

仲のよかった人でさえそうなのですから、ましてや**自分と気の合わなかった人とは、もう一生会わない**でしょう。

「お父さん、お母さんを見てもそうでしょう。学生時代の友達など、めったに会っていないよね。だから、**いま気が合わない人、嫌いな人とは付き合う必要がない。一生付き合わなくていいんですよ**」

こうアドバイスすると、みんな「そう思えば気がラクになります！」と言って笑顔になってくれます。

▶ 文部科学省も公開！「ストレス対処」の基本

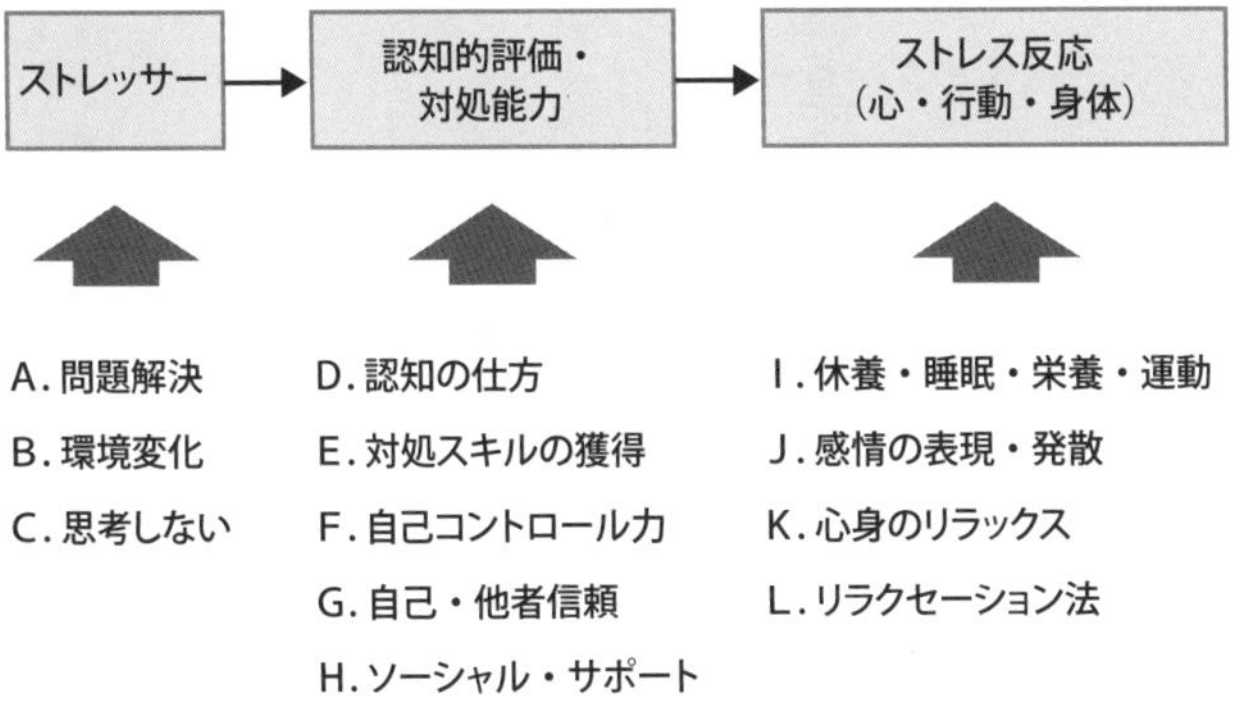

ストレッサー → 認知的評価・対処能力 → ストレス反応（心・行動・身体）

ストレッサー	認知的評価・対処能力	ストレス反応（心・行動・身体）
A．問題解決	D．認知の仕方	I．休養・睡眠・栄養・運動
B．環境変化	E．対処スキルの獲得	J．感情の表現・発散
C．思考しない	F．自己コントロール力	K．心身のリラックス
	G．自己・他者信頼	L．リラクセーション法
	H．ソーシャル・サポート	

（出所）https://www.mext.go.jp/a_menu/shotou/clarinet/002/003/010/004.htm

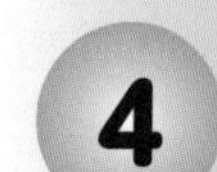

「しがみつかない生き方」で心と体を解放する

これは社会人になってからも言えることでしょう。

人間関係に悩む人の多くは、会社や仕事関係の付き合いに無理に参加することで、しんどくなっている人も多いと思います。

日本人はマジメだから「いまの環境に合わせないといけない」「人と仲良くしないといけない」と思い込んでいて、我慢したり無理をしたりしがちです。

でも、**体を壊してまで、大事な心臓を痛めつけてまで、「合わない場所」に無理にいる必要などない**のです。

合わない相手とは距離を置き、無理をしないことでラクになることも多々あります。

会社も同じです。

会社にも、いじめや上司からの理不尽なパワハラなど、いろいろあると思います。

極度のストレスが続くなら、「しがみつく必要はない」のです。

過労や職場のストレスなどを苦に自殺してしまう人が後を絶ちませんが、そんな悲惨なことになる前に**自分を解放してあげたほうがいい**。

その場所を捨てて**「新しい世界」に飛び込めば、そこで「新たな自分の可能性」が花開く場合だってある**のです。

家庭とて例外ではありません。

「家族とは一緒に暮らさないといけない」「仲良くしないといけない」というのは思い込みにすぎません。**離れたほうがいい関係を保てることもある**ものです。

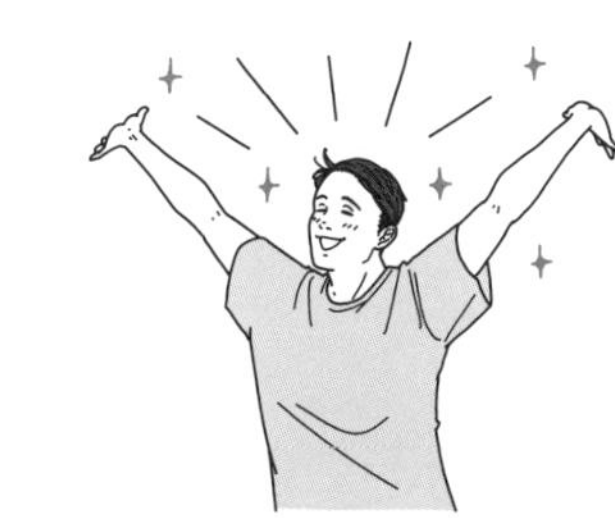

つらいのを我慢しているのは自分だけではない。あなたの「心臓」もまた、必死に耐えているのです。

それを忘れないでください。

Dr.池谷のココがポイント!

30

「合わない相手・場所」にしがみつく必要はない。あなたの「心臓」も耐えている。「新しい世界」に飛び込もう!

特別付録

心臓にいい「10大スター成分」を効率よく摂取！10のスーパーフード&5つのスーパードリンク

——池谷流「簡単レシピ&食べ方」も紹介！

池谷式スーパーフードで「心臓の健康」を守ろう

ここでは特別付録として、第4章で紹介した**「10大スター成分」**である**「LTP」「GABA」「ケルセチン」「EPA・DHA」「リコピン」「スルフォラファン」「食物繊維」「葉酸」「カカオポリフェノール」「赤ワインポリフェノール」**を中心に、心臓にいい成分を多く含むスーパーフードと、その食べ方を紹介していきましょう。

私も日常的に食べているものばかりで、レシピも簡単で、すぐにできるものを集めました。ぜひ参考になさってください。

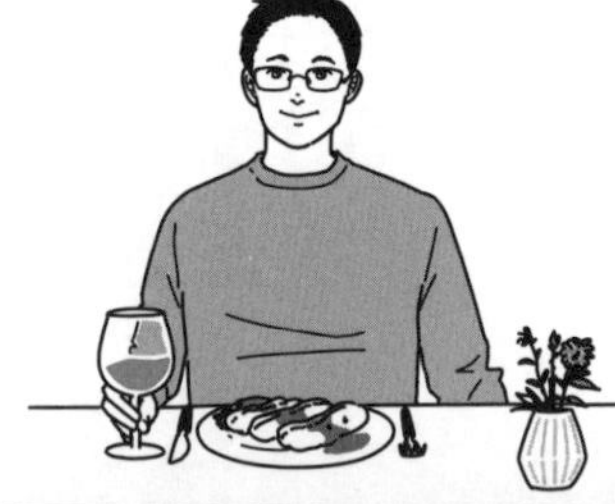

池谷式
スーパーフード
1

ブロッコリーの約20倍の成分濃度！

ブロッコリースプラウト

★スター成分：スルフォラファン

「スルフォラファン」には、**「白色脂肪細胞のベージュ化」**（183ページ参照）**を進め、内臓脂肪を減らして肥満を抑制する効果**があることが近年明らかにされました。また腸内フローラの乱れを改善し、**メタボの改善にも役立つ**とされています。

「スルフォラファン」はブロッコリーに多く含まれますが、とくにブロッコリーの新芽である**「ブロッコリースプラウト」**に多く含まれます。**成熟したブロッコリーよりも約20倍もの高い濃度**のものもあるそうです。

池谷流おすすめの食べ方

手軽に取り入れるなら、**ポイントは加熱しないで生のまま食べる**こと。加熱して食べるのと生で食べるのとでは**吸収率が全然違う**のです。

いちばんいいのは、生ですりつぶして食べることだそうですが、そこまでしなくてもしっかり噛んで食べるようにすればいいでしょう。

うちでは、ブロッコリースプラウトを本当に頻繁に食べます。

後ほど紹介する**カルパッチョにトッピング**したり、**ホイル焼きに添えたり**します。

ブロッコリーもよく食べます。ブロッコリーはローカロリーで食べごたえがあり、たんぱく質も含む**ダイエットにはもってこいの野菜**です。

池谷式
スーパーフード
2

調理法が大事!

青魚の刺身&カルパッチョ

★スター成分：EPA DHA

「EPA」「DHA」にも、**「白色脂肪細胞のベージュ化」を進める効果がある**ことがわかっています。また、魚のたんぱく質に含まれる**「グルタミン酸」には脂肪の蓄積を抑える働き**も期待できるのです。

「EPA」「DHA」を多く含む食品といったら、**アジやサバなどの「青魚」**です。

マグロや白身の魚にもそれなりには含まれますが、やはり**青魚がダントツ**です。

池谷流おすすめの食べ方

青魚は、調理法が肝心です。

というのも「EPA」「DHA」はサラサラしていて流れやすいので、**加熱調理をすると流失してしまう**からです。

焼き魚や煮魚にすると約2割、フライにするとなんと5割近くが失われてしまうといわれています。これは非常にもったいないことです。

だから、**魚の食べ方でおすすめなのは「生」**です。

刺身でもいいし、**カルパッチョ**もいいでし

▶調理方法で「DHA」「EPA」残存率が違う！

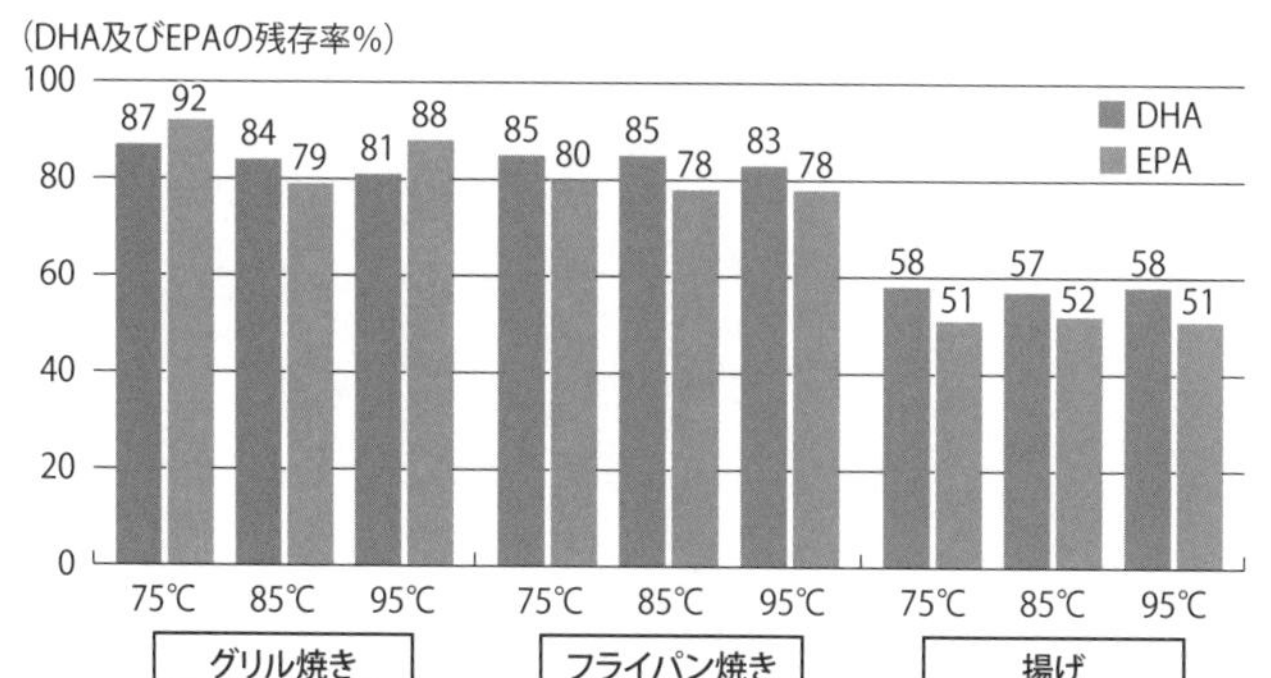

各調理方法で、丸ごとサンマ試料を中心温度が75、85、95℃になるまでそれぞれ加熱した時のDHAとEPAの生試料に対する残存率。DHAとEPAの試料中の残存率は、グリル焼きとフライパン焼きサンプルでは78～92%であったのに対して、揚げサンプルでは51～58%であった。

（出所）日本脂質栄養学会　http://jsln.umin.jp/committee/omega2.html#:~:text

ょう。しょうゆをつけて食べる刺身ばかりだと飽きてしまうので、カルパッチョで洋風にすると目先が変わっておいしく食べられます。

加熱するなら**「ホイル焼き」**がおすすめ。ホイルで包み込むから、栄養成分を含む油の流出が最小限に抑えられます。

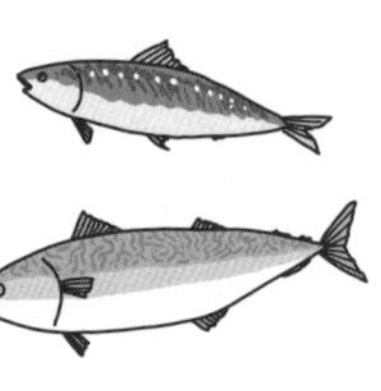

池谷式スーパーフード 3

最強の心臓強化レシピ！サバ缶で簡単10分料理！

GABAサバ料理

★スター成分：GABA　EPA　DHA　リコピン　ケルセチン

いまや、**サバ缶**はすっかりヘルシーフードとして定着しています。

私が最初にテレビで紹介したときは、全国のスーパーでサバ缶が売り切れ続出（！）という現象が起きたほどです。

「サバ缶は加熱調理をされているから『EPA』『DHA』が流れ出ているのでは？」と心配されるかもしれませんが、大丈夫です。

サバ缶というのは生のサバを缶詰に入れてフタを閉じ、その状態で加熱してつくられるので、**「EPA」「DHA」が流出しない**のです。

池谷流おすすめの食べ方

だから、**サバ缶の汁は捨ててしまわずに、汁ごと使う**ようにしましょう。

私のおすすめは**「GABAサバ料理」**。

「カゴメ基本のトマトソース」という缶詰があるのですが、それに抗酸化作用のあるブロッコリーを加え、サバ缶の中身を全部入れて10分ぐらい煮込むのです。

ブロッコリーの「GABA」とサバの「EPA」「DHA」、トマトの「リコピン」が全部とれる**「最強の心臓強化レシピ」**といえるでしょう。

もちろん調理ができないという人は、サバ缶から出してそのまま食べてもOK。

その場合は、**玉ねぎのスライスをトッピング**すれば、プラスαで「ケルセチン」が摂取できます。

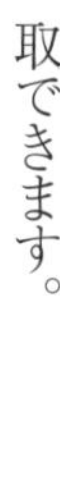

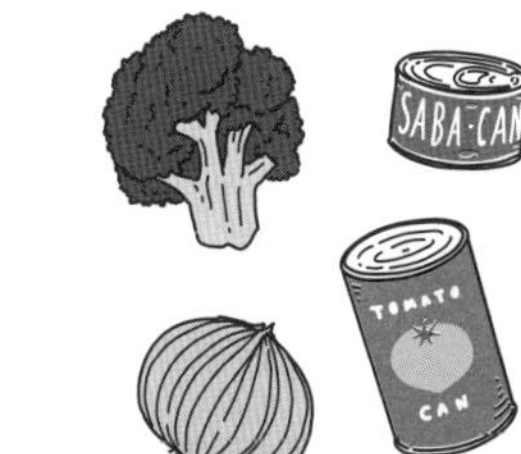

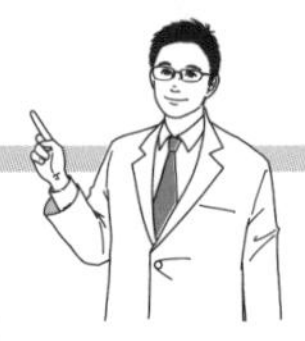

Dr.池谷の
ワンポイント
アドバイス

ひと工夫で食卓が華やぐ！「心臓にいい」魚の食べ方

わが家では、魚を日常的によく食べます。

よく買うのが**刺身用の「柵」**です。

「池谷先生もスーパーに買い物に行くのですか？」と言われますが、妻に頼まれてクリニック近くのスーパーに頻繁に出没しています。夕方近くに行くと刺身の柵が割引になっているので、それをしっかり狙って買ってきます。

それを、まず**1日目は「刺身」や「カルパッチョ」**でいただきます。

カルパッチョはバルサミコ酢とオリーブオイル、塩でいただきます。

最近では、カルパッチョ専用のソースや、オリーブオイルと混ぜるだけのシーズニングミックスみたいなのも売っているので、そういうものを活用してもいいと思います。

ここに、**ブロッコリースプラウトや玉ねぎのスライスを載せれば、「スルフォラファン」や「ケルセチン」も同時に摂取できて一石二鳥**です。

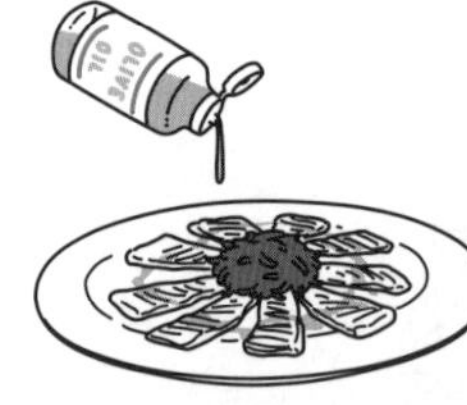

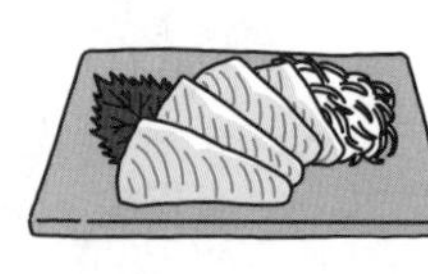

翌日まで残っていたら**「ホイル焼き」**にします。軽く塩こしょう、オリーブオイルをかけて蒸し焼きにして、ポン酢でいただきます。

「ホイル焼き」には、**きのこ**をよく使います。

きのこには、血糖値を下げる効果があるのでおすすめです。

とくに舞茸は「α-グルカン」「β-グルカン」が含まれていて、免疫力アップ効果が期待できます。

池谷式
スーパーフード
4

炭水化物なのに栄養バランスに優れたヘルシーフード！

もち麦

★スター成分：食物繊維

「もち麦」は大麦の一種で、**「カルシウム」**や**「鉄分」「カリウム」「ビタミンB_1」「たんぱく質」がバランスよく含まれている**ヘルシーフード。

それから、なんといっても**「食物繊維」が豊富**で、なんと**白米の約25倍**も含まれています。

もち麦に含まれる食物繊維は**「β-グルカン」**といって水溶性の食物繊維。**糖質の吸収を抑え、食後の血糖値上昇を抑えてくれます**。

また**腸内で善玉菌によって発酵され、「短鎖脂肪酸（たんさしぼうさん）」を生み出します**。

「短鎖脂肪酸」とは、「酪酸」や「プロピオン酸」「酢酸」などの**「有機酸」**のことです。とくに**酪酸は腸上皮細胞の最も重要なエネルギー源**であり、**抗炎症作用など優れた生理効果を発揮**します。

もち麦はプチプチした歯ごたえで、腹持ちもよく、しかも**カロリーは白米の2分の1程度**です。

池谷流おすすめの食べ方

もち麦の食べ方は簡単で、**白米に混ぜて炊くだけ**。

量はお好みですが、最初は白米1合に対してもち麦50グラムから始め、**慣れてきたら白米ともち麦を半々ぐらい**にしてもいいと思います。

私はそのまま使える**「蒸しもち麦」**というのを使っています。もち麦100%で炊く必要はなく、パックから出してそのまま食べられるので手軽です。
これをスープに入れて**「もち麦スープ」**にしたり、カレーのときは**ご飯代わり**に使ったりもします。
ヨーグルトに入れたり、**サラダのトッピング**にしたりしてもいいと思います。
しっかりとした粒感があり、こういう**「食べごたえのあるもの」を食べると、少量でも満足感が高くなり、ダイエットにも効果的**です。

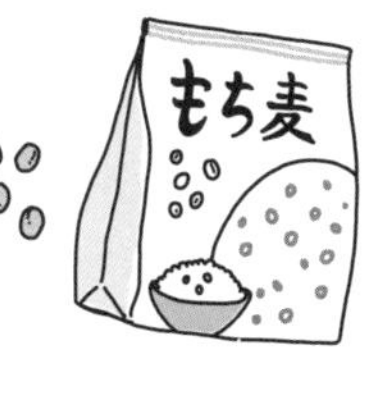

池谷式
スーパーフード

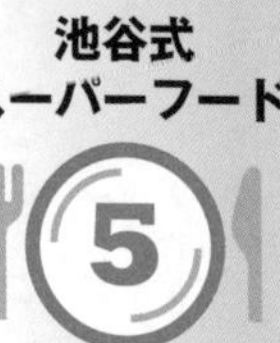

おいしいだけじゃない！ じつは理にかなった組み合わせ！
チョコギャバナ

★スター成分：GABA　カカオポリフェノール

「バナナ」も**「チョコレート」**も**「GABA」が豊富な食材**です。

チョコに「GABA」が含まれているのは以前からわかっていましたが、バナナに含まれることがわかったのは最近の話です。

この2つを組み合わせた**「チョコギャバナ」はダブルで「GABA」を摂取できて**

「カカオポリフェノール」もとれるという、じつに「心臓の健康」にいいおやつになります。

池谷流おすすめの食べ方

チョコはなるべく**糖質が低くてカカオの多い「ダークチョコレート」**を使いましょう。

「ダークチョコはちょっと苦手」という人もいると思います。うちもチョコレートの詰め合わせをいただいたりすると、カカオのパーセンテージの高い順に残りがちです。

しかし、それも**溶かしてバナナにかけると、不思議なもので、バナナの甘みとあいまって、とてもおいしく食べられる**のです。

チョコもバナナも少々カロリーは高いですが、おやつにスナック菓子や菓子パンを食べるよりずっといいと思います。バナナは食べごたえがあってかなりお腹にたまるし、バナナにかけることで**チョコの食べすぎ防止**にもなります。

抗ストレス効果も期待できるので、**仕事の合間に食べるのもいい**かもしれません。

ダイエットを意識するなら、**太りにくい午後2時ごろに食べるのがベター**です（94ページ参照）。

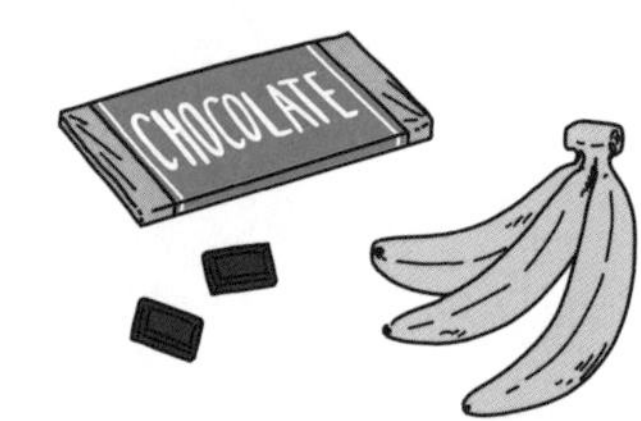

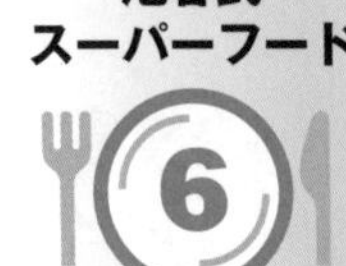

「心臓にいい食材」の意外な取り合わせが新鮮！

チーズ入り味噌汁

★スター成分：LTP

血管を若々しく保つ**「LTP」を豊富に含む食品のひとつが「ブルーチーズ」**。青カビのチーズです。

青カビのチーズは「ゴルゴンゾーラ」「ロックフォール」「スティルトン」などがありますが、**比較的クセがなくて食べやすいのは「ゴルゴンゾーラ」**だと思います。

ブルーチーズが苦手という人は**「ゴーダチーズ」でもOK**です。

池谷流おすすめの食べ方

10グラムのゴーダチーズを味噌汁にチョイ足しするのが、私のおすすめです。

両方とも発酵食品ですから、**抗酸化物質や体にいい栄養素がいろいろ摂取できます。**

味噌に使われている米麹にも、少しですが「LTP」が含まれています。

「LTP」は熱を加えすぎると壊れてしまうので、**チーズは最後に入れるのがコツ**。

「味噌汁にチーズ？」と思われるかもしれませんが、ぜひ飲んでみてください。意外にも相性がいいことに驚かれるはずです。

ただしチーズを入れると塩分が多くなってしまうので、その分、味噌は少なめに。**チーズにコクがあるので、薄めの味付けでも十分満足**できます。

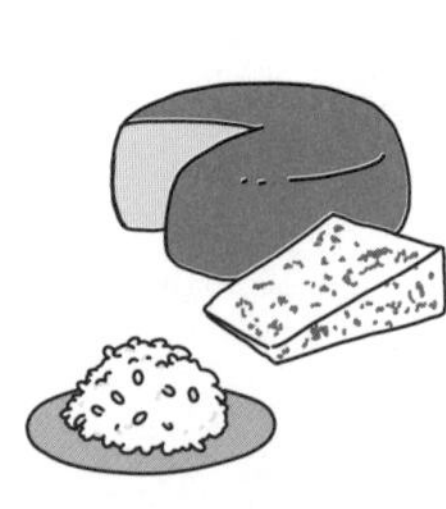

池谷式
スーパーフード
7

ダイエット効果もあるヘルシー食材の代表選手！

蒸し大豆

★スター成分：食物繊維

「大豆」には**「食物繊維」**だけでなく**「オリゴ糖」**が入っています。

「オリゴ糖」は、「食物繊維」と同じく、腸内で善玉菌のエサとなるもの。**ダブルの効果で腸内環境にいい**のです。もちろん大豆ですから、たんぱく質も摂取できます。

私のお気に入りの「大豆食品」は、**「蒸し大豆」**。これはもう、私の定番。**なくてはな**

らないアイテムです。

大豆は自分で煮ると大変ですが、蒸し大豆なら**パックから出せばすぐ食べられます**。

しかも、**蒸すことで栄養が逃げず、ふっくらおいしい**のです。水煮でもいいのですが、栄養分が流出してしまっているのがちょっともったいないです。

「蒸し大豆」はなんといっても**低糖質で、食べごたえがある**のが利点です。

池谷流おすすめの食べ方

蒸し大豆は**ご飯のチョイ足し**にして糖質オフにしたり、**ヨーグルトやサラダにトッピング**して食べたりしています。

それに加えて、**とくにおすすめなのが、スープに加える**こと。

最近は、コンビニなどでさまざまなインスタントスープが売られていますが、おかずと考えると少し物足りないこともあります。

それに蒸し大豆を加えることで、食物繊維、たんぱく質、ビタミン、ミネラル、さらには骨にいい「イソフラボン」まで摂取でき、**栄養バランスも向上**します。

加えて、噛みながら豆を食べることで、完食するまでに時間がかかり、**空腹感も和ら**

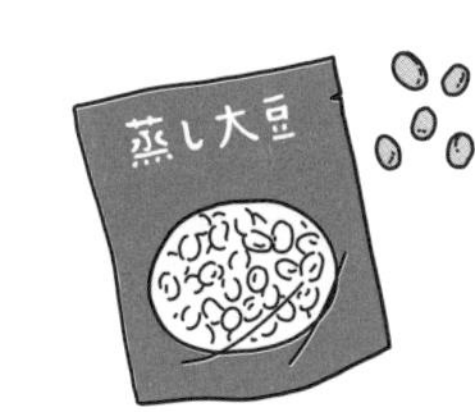

ぐうえに**腹持ちもいい**。

「蒸し大豆入りインスタントスープ」は「最高の間食」として重宝します。

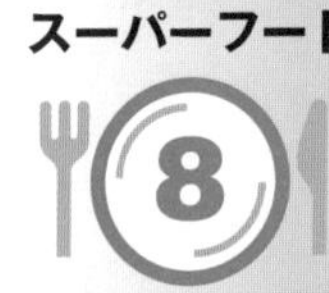

本物の肉と見分けがつかないほど、おいしい！

大豆ミート

★スター成分：食物繊維

「大豆ミート」は、いま注目されている食品です。

文字どおり、**大豆でできたお肉の代用食品**ですが、**通常のお肉と比べて脂質、カロリーも少なく、ダイエット効果も期待できます**。

また、肉に含まれる動物性脂肪には、腸の悪玉菌を増やすマイナス面もあるので、肉に代えて大豆ミートを摂取することで**腸内環境の改善**が期待できるのです。

肉の代用品といっても、**最近のものはビックリするくらいおいしくて、本物の肉と見分けがつかない**ほどです。

ちゃんと線維まで肉に似せて、噛みごたえのあるものに仕上がっているのです。

欧米では大豆ミートをはじめとした**「プラントベースミート」**が市場を急拡大していて、スーパーにはいろいろな製品が並んでいます。日本でも大豆ミートはさらに伸びていくと思われます。

池谷流おすすめの食べ方

水で戻して使う**「乾燥タイプ」**、そのまま使える**「レトルトタイプ」**などいろいろありますが、**普通の肉を調理するのと同じように使えばいいだけ**です。

最近では、大豆ミートでつくったハンバーグやハムなども売られています。

私は大豆ミートには以前から注目していて、『お腹いっぱい食べて内臓脂肪を落とす大豆ミートダイエット』（アスコム）という本も出しているので、興味のある人は参考にしてみてください。

池谷式
スーパーフード

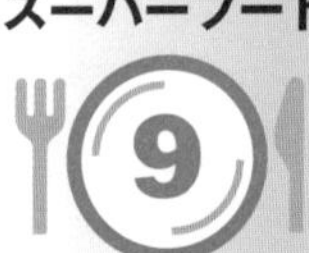

現代人に不足しがちな栄養素がぎっしり

大豆フレーク・おからパウダー

★スター成分：食物繊維　葉酸

大豆食品といえば、**「大豆フレーク」**と**「おからパウダー」**の2つもおすすめです。

コーンフレークならぬ**「大豆フレーク」**は、大豆をフレーク状にしたシリアル。**「おからパウダー」**は、豆腐をつくるときの搾りかすである「おから」をパウダーにしたものです。どちらも**「食物繊維」を非常に豊富に含むほか、「ビタミンK」や「鉄分」「葉酸」「カルシウム」など、不足しがちな栄養素がぎっしり詰まっています。**

池谷流おすすめの食べ方

「大豆フレーク」は、コーンフレークのように、そのままミルクや豆乳をかけたり、ヨーグルトに混ぜたりして、**手軽に大豆を摂取できる**ので気に入っています。

「おからパウダー」は、**ヨーグルトやスープ、カレーなどに、サッとかけるだけ、混**

ぜるだけでＯＫ。クセがないので何にでも合い、満腹感が増します。

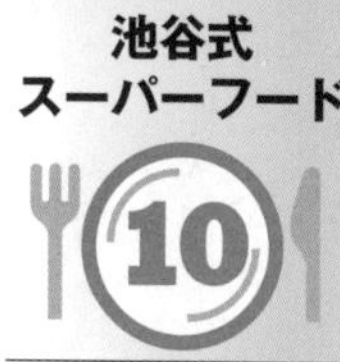

これぞ最強の「葉酸フード」

アボカドの海苔巻き

★スター成分：葉酸 食物繊維

「アボカド」は、心臓を守るスター成分の**「葉酸」**だけでなく、**「ビタミンB」「ビタミンE」「ビタミンK」「ミネラル」「カリウム」「食物繊維」**など、**体にいい栄養素がぎっしり詰まったスーパーフード**です。

池谷流おすすめの食べ方

私はこのアボカドをフォークで粗くつぶして、軽く塩こしょうし、レモン汁で少し和えたペーストを焼き海苔で巻いて食べます。**お酒のつまみにも最高**です。

アボカドにも海苔にも「葉酸」がたっぷり含まれているので、これはもう**「最強の葉**

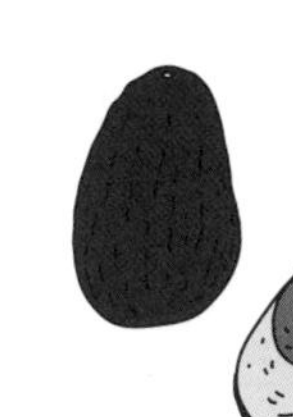

酸フード」といっても過言ではないと思います。

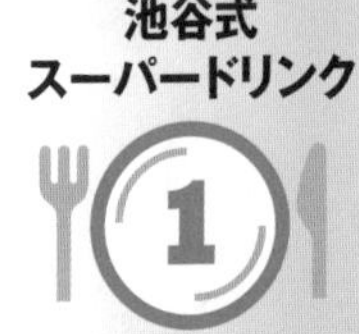

上手に飲めば「心臓の健康」を守ってくれる
コーヒー
★カフェインを摂取！

最後に**「心臓にいいスーパードリンク」も5つ**紹介しておきます。

まずは身近なドリンクでおすすめなのが**「コーヒー」**。

意外に知られていませんが**「コーヒーが心血管疾患のリスクを下げる」**という研究結果は、世界中で発表されています。

たとえば欧州心臓病学会（ESC）の調査によると、**コーヒーを1日0・5杯～3杯飲む人は、飲まない人に比べて、心筋梗塞や脳卒中などによる死亡リスクが約17％低下する**そうです。日本における調査では、**1日に3～4杯のコーヒーを飲む人は2型糖尿病を発症するリスクが男性で約17％、女性で約38％低下する**という結果も出ています。

またコーヒーに含まれている**カフェインは、「幸せホルモン」といわれるドーパミンやセロトニンの分泌量を増やす**ともいわれています。

コーヒーには**抗酸化作用のある「クロロゲン酸」**（ポリフェノールの一種）**が含まれていて、これも血管を若く保ってくれる作用**が期待できます。

「カフェインの作用で交感神経が緊張するのでは？」と疑問をもつ方もいらっしゃるでしょう。たしかにコーヒーは交感神経を刺激するのですが、**末梢血管の血流にはそれほど影響がない**のです。とくに**ホットの状態で飲めば血管が広がるので、血圧にはいい影響**を及ぼします。

心拍数は少し上がりますが、いま述べた**血流への効果、リラックス効果を考え合わせれば、心拍数上昇を上回るメリットがある**と思います。

ただし、カフェインに敏感な人で、飲むと動悸や体の違和感を感じる場合には、無理に飲まないようにしてください。

池谷流おすすめの飲み方

飲む量は総合的に考えると**1日2杯から4杯ぐらいがいい**といわれています。1日5

杯以上となると、カフェイン摂取が多すぎてデメリットが出てきてしまいます。

私もコーヒーは大好きで**1日3～4杯**をブラックで飲みます。しかし近ごろは夕方飲むと、夜の寝つきが悪くなってしまうようになりました。**眠りのことを考えたら、コーヒーは午後3時ごろまでにしたほうがいい**でしょう（124ページ参照）。

コーヒー以外に、紅茶や緑茶もおすすめです。とくに緑茶は「カテキン」が入っていて、がん予防効果も期待できます。

池谷式
スーパードリンク
2

意外なおいしさ！ バナナの「GABA」もとれる！
バナナコーヒースムージー
★スター成分：GABA

コーヒーの応用編として、ちょっと面白い飲み方としては**「バナナコーヒースムージー」**というのもあります。バナナとコーヒー、ミルクなどを入れてスムージーにしたものです。

ちょっと味の想像がつかないかもしれませんが、**飲んでみると意外なおいしさ**です。

バナナの「GABA」もとれるので、とてもおすすめのドリンクです。

池谷流おすすめレシピ

〈バナナコーヒースムージー〉

バナナ1本とインスタントコーヒー2グラム（ティースプーン山盛り1杯程度）、牛乳または豆乳1／2カップをなめらかになるまでミキサーにかけます。

＊甘みが欲しい人は、はちみつを適量加えてもOK。冬はホット、夏はアイスで！

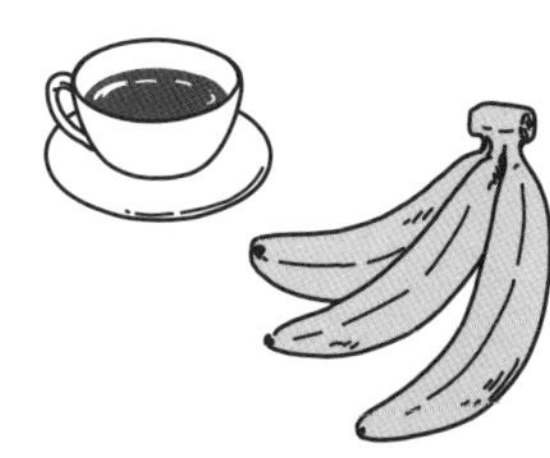

池谷式スーパードリンク 3

リコピンたっぷり！これぞ「魔法のドリンク」！

ホットトマトジュース

★スター成分：GABA リコピン

抗酸化作用や生活習慣病予防効果のある「リコピン」摂取のためにも、「トマト」は日々積極的に食べたい食材です。

そのままサラダにして食べてもいいし、トマトソースなど調理に使ってもOKです。

先に述べた「青魚」にこのトマトをプラスすると、**「GABA+リコピン」効果**で、**より「心臓にいい健康食」になります**。

「トマトを手軽にとる方法」としては**トマトジュースもいい**のですが、寒い冬などはトマトジュースを温め、レモン汁とエキストラバージンオリーブオイルを加えた**「ホットトマトジュース」**はいかがでしょうか。

または甘酒1に対し、トマトジュース2の割合でカップに入れ、電子レンジで温めた「ホットトマト甘酒」もおすすめです。私も冬の朝食などに、よくこれを飲んでいます。

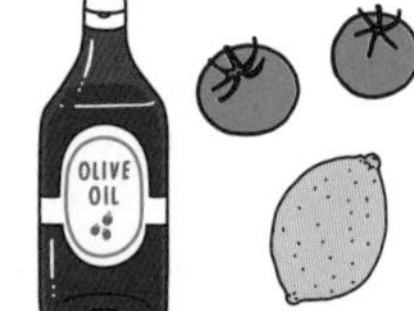

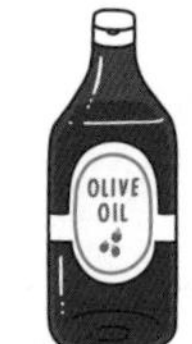

池谷式
スーパードリンク
4

長寿食にもなり、過食も防げる!
長いも入り青汁・青汁ミルク

★スター成分：食物繊維　葉酸

青汁は「ビタミン」「ミネラル」「食物繊維」が豊富という優等生ドリンクですが、これに**長いもを加えたもの**が私のおすすめです。

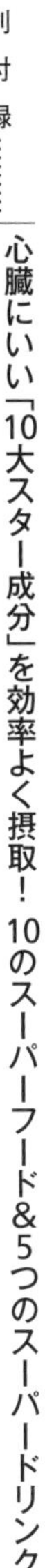

長いもには**腸内の善玉菌を増やしたり、インフルエンザウイルスを撃退したりする効果**が期待できることがわかっています。もちろん「食物繊維」も豊富です。

「青汁＋長いも」で、健康増進効果がパワーアップします。

青汁を牛乳で割るのもおすすめです。

牛乳はたんぱく質を含み、筋肉の材料であるとともに**血液中の水分維持の役割を発揮し、熱中症や脱水を起こしにくくして血栓症予防**に役立ちます。また、**牛乳のたんぱく質には、高血圧を防ぐ効果がある**こともわかっています。

池谷流おすすめレシピ

〈はちみつ入り青汁ミルク〉

コップに青汁パウダー1袋を入れて、少量の牛乳を加えてスプーンでよく混ぜます。

牛乳約1カップを入れて、さらによく混ぜ、お好みで少量のお湯で溶かしたはちみつ小さじ1を加えます。牛乳の代わりに、豆乳や飲むヨーグルトを使うのもOK！

青汁パウダーは、牛乳などに溶けやすいものを選んでください。

飲むタイミングはいつでもいいのですが、お腹が空いたときに飲むと結構お腹にたまって、空腹が和らぎます。

またランチで外食をするときや食事会の前に1杯飲んでおくと、**過食を防ぐことができる**のでおすすめです。

高血糖を防ぎ、「やせホルモン」を促進！
シナモンココア

★スター成分：カカオポリフェノール　食物繊維　GABA

カカオやシナモンには、ポリフェノールのひとつである**「プロシアニジン」**が含まれています。

「プロシアニジン」は、小腸からの「やせホルモン」とも呼ばれる「GLP-1」の分泌を促進する作用があることがわかっています。

「GLP-1」は、**膵臓からのインスリンの分泌を促進して高血糖を防ぐ**とともに、脳の視床下部に作用して食欲を抑えることで**肥満防止**にも役立ちます。さらに、**血管を**

開いて血圧を下げる効果も期待できます。

また、ココアには「食物繊維」や「GABA」も含まれているので、**腸内環境改善とともに自律神経の安定効果**が期待でき、**心臓病予防のためには毎日飲んでいただきたい飲み物**です。

池谷流おすすめレシピ

〈シナモンココア〉

小鍋にココアパウダーと砂糖各大さじ1を入れ、少量の熱湯を加えてスプーンで混ぜます。さらに小さじ2分の1のシナモンパウダーを入れてから、ゆっくり混ぜ、牛乳1カップを加えます。

中火にかけて、沸騰する直前に火を止め、あらかじめ温めておいたカップに注ぎます。マシュマロを1個浮かべ、シナモンパウダー少々をふりかけたら完成です。

学生時代、私はお気に入りの喫茶店でマシュマロを浮かべた熱いシナモンココアをよく飲んでいました。お腹が空いたら、お菓子をほおばるよりも、このスーパーホットドリンクをゆっくり楽しんでみてはいかがでしょうか。
夏は、冷蔵庫で冷やした**アイスシナモンココア**がおすすめです。

おわりに

本書を脱稿する直前のことです。

当院の患者さんの家族や近隣の人など、**1週間で8人が急性心不全を起こす**ということがありました。

残念ながら、そのうち7人が命を落としてしまいました。**7人のうち4人が「心筋梗塞」、3人が「大動脈解離」**でした。

大動脈解離は心臓から全身に血液を流す大動脈が裂けてしまうことですが、心臓の近くで起こると非常に危険です。「心タンポナーデ」といって、**心臓を取り巻く膜と筋肉の間に血液が入り込んでしまい、これが心臓を強く圧迫し、結果的に血圧が下がって急死してしまうこともある**のです。

それにしても**こんな短時間にこれだけの人数が急性心不全になるとは、当院でも過去に経験がありません**。

考えられる原因は10年に1度という寒波です。私のクリニックのある東京西部でも非常に寒い日が続きました。

そして不思議に思ったのは、**8人全員が女性**だったことです。みなさん70代でしたが、それまでは元気に生活されていたのです。

考えてみて思い当たったのが、女性は朝いちばんに起きて、部屋がまだ温まっていない寒いところで、朝食づくりや洗濯などの家事を行う人が多いということです。**8人が急性心不全を起こした時間はすべて朝**でした。

本書でも述べたように、**寒いところに急に活動をすると、血圧が急上昇して心臓に過度の負担がかかり、このような不幸な血管事故が起こってしまう**のです。

「本書を楽しく読んできたのに、あとがきでそんな悲しい話など聞きたくない」と思われる方もいるかもしれません。

しかし、みなさんにこれを**他人事ととらえてほしくない**のです。

これらの血管事故は一見、寒波によるヒートショックで起こったように見えますが、その大もとにはやはり**血圧が急上昇してしまう原因**があったはずです。

その原因こそが「生活習慣」です。

ここ数年のコロナ禍で、**「動脈硬化を引き起こすような生活習慣」が根付いてしまったところに、急激な温度差などが起こると、このような心不全の発症のきっかけ**となってしまうのです。

そして**その危機は、みなさんの近くにも迫っているかもしれない**のです。

「はじめに」でも述べたように、社会生活が再開しはじめる「ウィズコロナ」のいま、レジャーやスポーツなど活動の機会も増えると思います。

そのときに**いきなり心拍数・血圧が急上昇して心臓がダメージを受け、恐ろしい血管事故を起こしてしまったら大変**です。起こってしまってからでは遅いのです。

そのためには**今日、いまから本書に書かれていることを実践して「心臓の健康」を守っていただきたい**のです。あなたの大切な心臓を、ぜひとも思いやってください。

人生１００年時代、本書を読まれたみなさんが「心臓の健康」を保ち、充実した日々を送られることを心から祈っています。

２０２３年２月

池谷医院院長　医学博士　池谷敏郎

【著者紹介】

池谷敏郎（いけたに　としろう）

池谷医院院長、医学博士。1962年、東京都生まれ。東京医科大学医学部卒業後、同大学病院第二内科に入局、血圧と心機能に関する研究で学位を取得。専門は内科、循環器科。東京医科大学循環器内科客員講師、日本内科学会認定総合内科専門医、日本循環器学会循環器専門医。97年、医療法人社団池谷医院理事長兼院長に就任。生活習慣の指導とともに治療を行い、動脈硬化の予防につとめるとともに、狭心症、心筋梗塞、慢性心不全などの心疾患の治療を行う。

生活習慣病、血管、心臓などの内科・循環器系のエキスパートとして、数々のテレビ出演、雑誌・新聞への寄稿、講演など多方面で活躍中。

テレビ番組『あさイチ』（NHK）、『世界一受けたい授業』（日本テレビ）や、ラジオ番組『ごごカフェ』（NHKラジオ）、『生島ヒロシのおはよう一直線』（TBSラジオ）などに出演し、楽しくわかりやすい医学解説が好評を博している。

著書に、『50歳を過ぎても体脂肪率10％の名医が教える 内臓脂肪を落とす最強メソッド』（東洋経済新報社）、『図解「血管を鍛える」と超健康になる！』（三笠書房）、『血管・骨・筋肉を強くする！ ゾンビ体操』（アスコム）など、数々のベストセラーがある。

60歳を過ぎても血管年齢30歳の名医が教える
「100年心臓」のつくり方

2023年3月23日　第1刷発行
2023年4月10日　第2刷発行

著　者――池谷敏郎
発行者――田北浩章
発行所――東洋経済新報社
〒103-8345　東京都中央区日本橋本石町 1-2-1
電話＝東洋経済コールセンター　03(6386)1040
https://toyokeizai.net/

装　丁…………金井久幸〔TwoThree〕
写　真…………今祥雄
イラスト…………二階堂ちはる
D T P…………アイランドコレクション
印　刷…………ベクトル印刷
製　本…………ナショナル製本
編集協力………高橋扶美
編集アシスト……新井円
校　正…………加藤義廣／佐藤真由美
編集担当………中里有吾／田中順子
 Printed in Japan　ISBN 978-4-492-04727-9